„EASY MED"-Serie

VITAMINMANGEL

Der zehrende Schwächer!

Alles was Sie darüber wissen müssen!

Doctor Ali Reza Samary

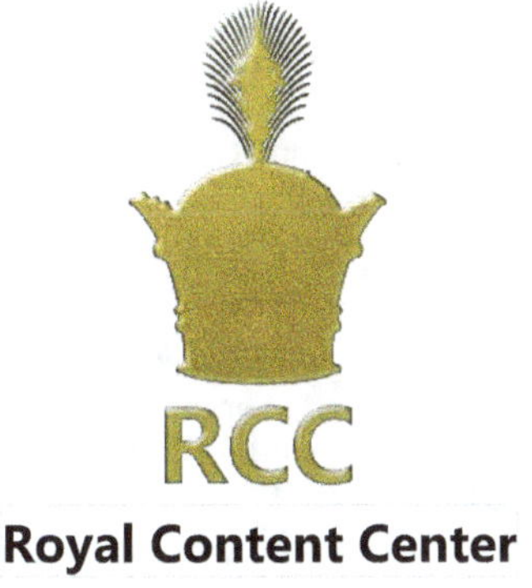

RCC

Royal Content Center

Impressum

Ich hoffe, dass Sie Freude an diesem Buch haben und Ihre Erwartungen erfüllt werden. Ihre Anregungen und Kommentare sind uns jederzeit willkommen. Bitte teilen Sie Ihre Meinung, Fragen, Kommentare und Bewertungen sowohl auf Amazon als auch auf unserer Webseite mit.

Mitwirkende an diesem Buch:

- **Lektorat und Korrektorat:** Doctor Ali Reza Samary
- **Typographie und Layout:** Doctor Ali Reza Samary
- **Coverbilder und -design:** Doctor Ali Reza Samary
- **Die Bilder in dem Buch:** freepik.com, flaticon.com
- **Herstellung und Gestaltung:** Royal Content Center GmbH

ISBN: 978-3-68981-004-7
1. Auflage: Juli 2024
Verlag: Royal Content Center GmbH

Alle Informationen zu diesem und weiteren Büchern unseres Verlags sowie zu den Kontaktmöglichkeiten finden Sie auf unseren Social-Media-Kanälen **@Royal-Content-Center** und Webseite **www.Royal-Content-Center.com** und. Dort können Sie sich auch umfassend über unser aktuelles Programm und unsere zukünftigen Pläne informieren, weitere Bücher und E-Books finden, sowie viele tägliche Gesundheitstipps lernen.

Einleitung zu „EAYS MED" Serie:

„Gemeinsam gegen das Unverstandene"
Ihr Wegweiser durch
die Welt der Krankheiten

Liebe Leserinnen und Leser,

Willkommen zu einer besonderen Serie von Ratgebern, die es sich zur Aufgabe gemacht hat, Licht in das Dunkel häufiger, doch oft nicht richtig verstandener Krankheiten zu bringen. Jeden Tag begegnen wir Patienten und Angehörigen, die trotz modernster medizinischer Versorgung aus der Arztpraxis mit einem Gefühl der Unsicherheit und mangelnder Information treten. Diese **„Lücke in der Aufklärung"** nimmt emotional starken Einfluss auf die Betroffenen sowie deren Familien und Pflegekräfte und kann den Krankheitsverlauf sowie die Ergebnisse verschlechtern. Mein Ziel ist es, genau diese Lücke zu schließen.

Mit der **"EASY MED"-Serie** möchte ich eine Brücke bauen zwischen medizinischem Fachwissen und dem alltäglichen Bedarf an verständlicher, greifbarer Information. Hier spreche ich nicht nur als Facharzt, sondern auch als Ihr Berater und Begleiter auf einer gemeinsamen Reise zu mehr Gesundheitskompetenz und Wohlbefinden. Je besser Sie Ihre Krankheit kennen, desto besser können Sie damit leben und trotzdem ein glückliches und längeres Leben führen.

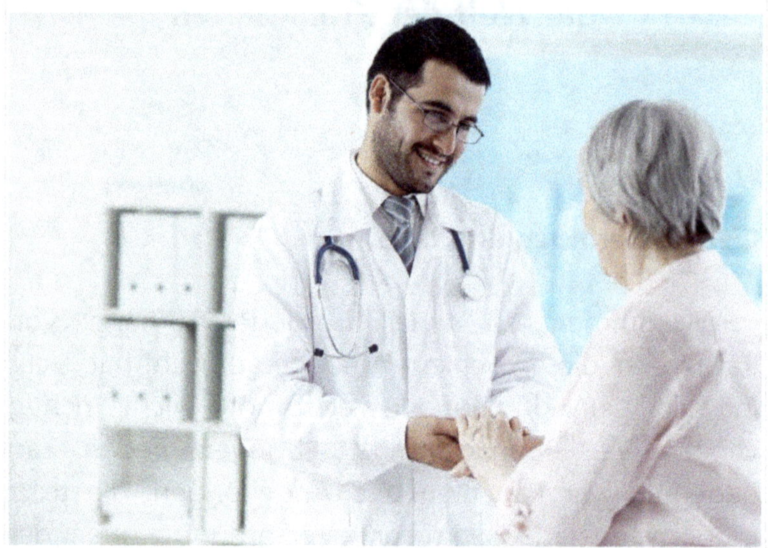

Diese Bücher sind für jeden gedacht – ob Sie direkt von einer Krankheit betroffen sind, ob Sie jemanden pflegen oder einfach nur mehr über präventive Gesundheitsmaßnahmen erfahren möchten. Durch die Seiten dieses Buches werden Sie nicht nur aufklärende Informationen finden, sondern auch inspirierende Geschichten, praktische Tipps und empathische

Einsichten, die Ihnen helfen sollen, die Krankheit nicht nur zu verstehen, sondern auch aktiv zu managen.

Ein besonderes Anliegen ist es mir, die Informationen so aufzubereiten, dass sie jeder verstehen kann. Ich vermeide soweit wie möglich die Verwendung von Fachbegriffen. Die klare, einfache Sprache und anschauliche Beispiele sollen sicherstellen, dass das Wissen nicht nur aufgenommen, sondern auch umgesetzt wird. Jedes Kapitel ist so gestaltet, dass es nicht nur informiert, sondern auch motiviert und Ihnen zeigt, dass Sie trotz Ihrer Erkrankung die Kontrolle behalten und ein qualitativ hochwertiges Leben führen können.

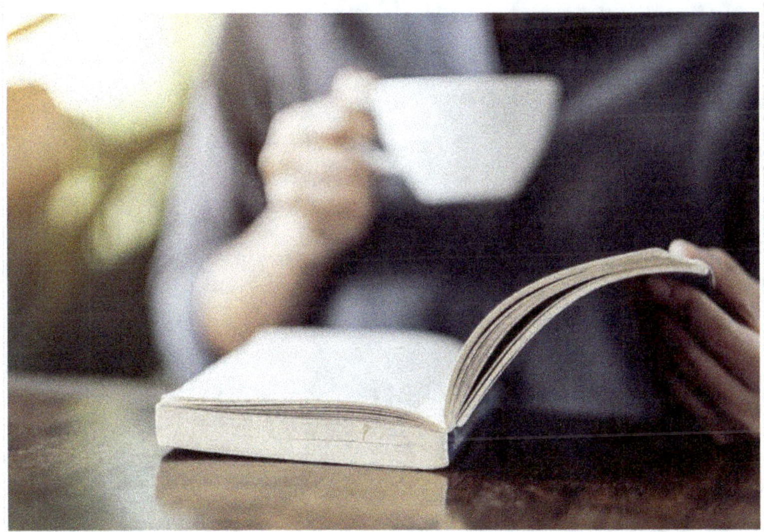

Indem Sie dieses Buch lesen, machen Sie einen wichtigen Schritt in Richtung Selbstbefähigung. Sie rüsten sich mit dem nötigen Wissen aus, um fundierte

Entscheidungen über Ihre Gesundheit treffen zu können. Sie lernen, Fragen zu stellen, die wirklich zählen, und entwickeln ein neues Verständnis dafür, wie Sie zusammen mit Ihren Ärzten und Pflegekräften als Team agieren können.

Ich lade Sie herzlich ein, sich von den Seiten dieses Buches inspirieren zu lassen. Nehmen Sie sich die Freiheit, Fragen zu stellen, tiefer zu graben und sich nicht mit dem Status quo zufriedenzugeben. Denn das Verstehen Ihrer Krankheit ist der erste Schritt zur Besserung und ein entscheidender Schritt zu einem volleren, gesünderen Leben.

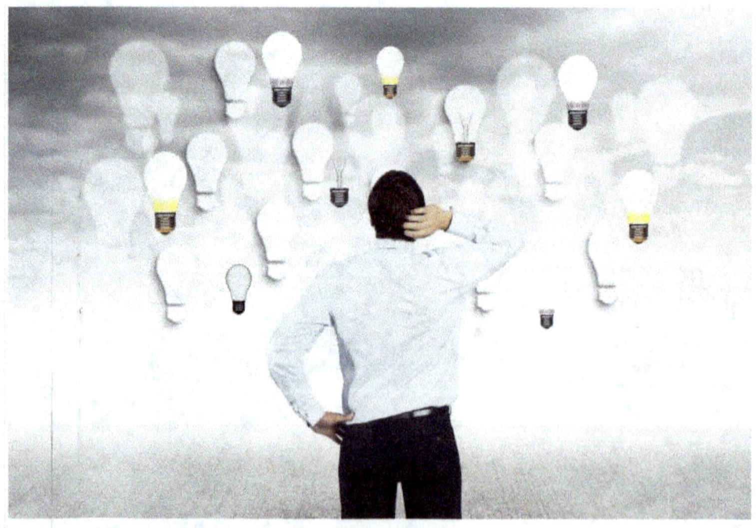

Teilen Sie dieses Wissen mit Ihren Freunden, Bekannten, Verwandten und Nachbarn. Die Bücher der "EASY MED"-Serie sind nicht nur wertvolle Informationsquellen, sondern auch das beste Geschenk für diejenigen, deren Gesundheit uns am Herzen liegt.

Mit Wissen als Werkzeug, Hoffnung als Wegweiser und Entschlossenheit als Begleiter sind wir gemeinsam stärker. Auf zu einer Reise, die Ihr Leben verändern wird.

In dieser Buchreihe habe ich mich entschieden, auf eine geschlechtergerechte Sprache zu verzichten und stattdessen durchgehend maskuline Pronomen zu verwenden. Als Mann finde ich es einfacher und natürlicher, in meinem eigenen Geschlecht zu sprechen. Bitte verstehen Sie, dass diese Entscheidung nicht als Wertbeurteilung oder Diskriminierung interpretiert werden soll. Sie dient lediglich der Lesefreundlichkeit und der Authentizität meines Ausdrucks. Ich respektiere und schätze alle Geschlechter gleichermaßen und hoffe, dass die Inhalte dieser Bücher für jeden Leser und jede Leserin, unabhängig von ihrem Geschlecht, wertvoll und informativ sind. Ich danke Ihnen für Ihr Verständnis und Ihre Offenheit.

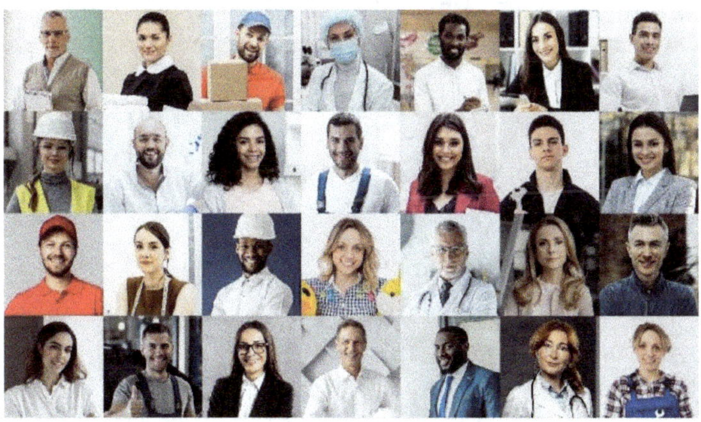

Wichtiger Hinweis: Am Ende ist es wichtig zu betonen, dass dieser Ratgeber nur Empfehlungen beinhaltet. Die Leser sollen unbedingt über die Diagnose, Therapie, Verlaufskontrolle und die Behandlung der Komplikationen mit ihrem Arzt sprechen. Die Verantwortung für die medizinische Betreuung liegt bei den behandelnden Ärzten, sodass ich, als der Autor dieses Buches keine Haftung übernehmen kann. Wie jede Wissenschaft, ist die Medizin ständigen Entwicklungen unterworfen. Forschung und klinische Erfahrung erweitern unsere Erkenntnisse, insbesondere was Behandlung und medikamentöse Therapie anbelangt. Der Laser darf darauf vertrauen, dass der Autor und Verlag große Sorgfalt darauf verwandt haben, dass die Angaben dem Wissensstand bei Fertigstellung des Werkes entspricht. Dafür kann jedoch keine Gewähr übernommen werden. Autor und Verlag appellieren an jeden Leser, ihm etwa auffallende Ungenau-igkeiten dem Autor / dem Verlag mitzuteilen.

Doctor Ali Reza Samary,
Facharzt für Innere Medizin
Geschäftsführer (CEO) von:
Royal Content Center GmbH
Düsseldorf, 01.07.2024

Einleitung zu diesem Buch:

VITAMINMANGEL
Der zehende schwächer!
Unsichtbar, unterschätzt, aber vermeidbar

Liebe Leserinnen und Leser,

Willkommen zu diesem speziellen Ratgeber, der sich einem der oft übersehenen, aber äußerst wichtigen Gesundheitsprobleme widmet: dem „Vitaminmangel". Diese Problematik ist ein stiller Begleiter, der unbemerkt großen Schaden anrichten kann. Statistiken zeigen, dass Vitaminmangel weltweit Millionen von Menschen betrifft, unabhängig von Alter, Geschlecht oder sozialem Hintergrund. Ein Mangel an essenziellen Vitaminen kann zu einer Vielzahl von Gesundheitsproblemen führen, die die Lebensqualität erheblich beeinträchtigen können.

Vitaminmangel ist ein komplexes Phänomen mit vielen verschiedenen Facetten. Vitamine sind lebenswichtige Nährstoffe, die unser Körper in kleinen Mengen benötigt, um richtig zu funktionieren. Sie spielen eine zentrale Rolle bei der Stärkung des Immunsystems, der Unterstützung des Stoffwechsels und der Erhaltung gesunder Haut und Knochen. Ein Mangel an diesen essenziellen Nährstoffen kann schwerwiegende Auswirkungen auf unsere Gesundheit haben und ist häufig die Ursache für chronische Müdigkeit, schwaches Immunsystem und viele andere Gesundheitsprobleme.

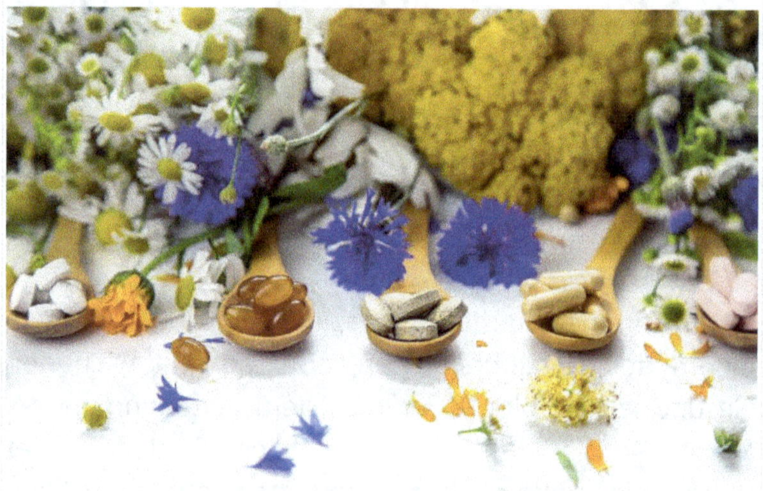

Mit diesem Buch möchte ich eine Brücke bauen zwischen medizinischem Fachwissen und dem alltäglichen Bedarf an verständlicher, greifbarer Information. Hier spreche ich nicht nur als Facharzt, sondern auch als Ihr Berater und Begleiter auf einer gemeinsamen Reise zu mehr Gesundheitskompetenz und Wohlbefinden. Je besser Sie die Rolle der Vitamine und die Gefahren eines Mangels verstehen, desto besser können Sie präventive Maßnahmen ergreifen und Ihre Gesundheit aktiv gestalten.

Dieses Buch ist in zwei Hauptteile gegliedert. Im ersten Kapitel werden die Grundlagen und allgemeines Wissen über Vitamine behandelt. Hier erfahren Sie, was Vitamine sind, welche Funktionen sie in unserem Körper erfüllen, die Unterschiede zwischen wasserlöslichen und fettlöslichen Vitaminen, was bei einem Vitaminmangel passiert und welche Gefahren eine Überdosierung von Vitaminen bergen kann.

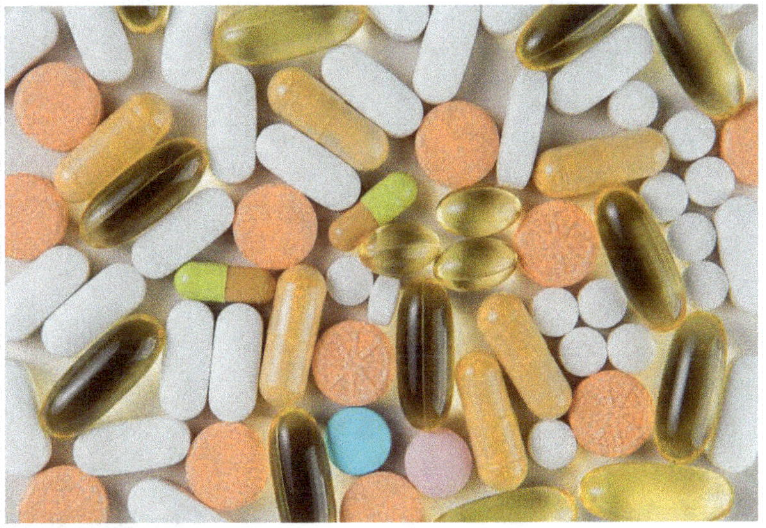

Die Kapitel 2 bis 14 widmen sich jeweils einem spezifischen Vitamin. Jedes dieser Kapitel folgt einer einheitlichen Struktur: Zunächst wird die Geschichte der Entdeckung des jeweiligen Vitamins sowie seine chemische Struktur und Speicherung im Körper beschrieben. Danach werden die wichtigsten Nahrungsquellen des Vitamins aufgeführt. Die Symptome und Krankheiten, die durch einen Mangel oder eine Überdosierung des jeweiligen Vitamins entstehen können, werden ebenfalls ausführlich behandelt. Es folgen Abschnitte zu den Ursachen und Risikofaktoren des Mangels bzw. der Überdosierung, zu Vorbeugungsmaßnahmen, Diagnoseverfahren und Therapiemaßnahmen. Schließlich werden die langfristigen Komplikationen und Schäden, die durch anhaltenden Mangel oder Überdosierung des Vitamins verursacht werden können, erläutert. Abschließend runden Fallstudien und Erfahrungsberichte das Kapitel ab.

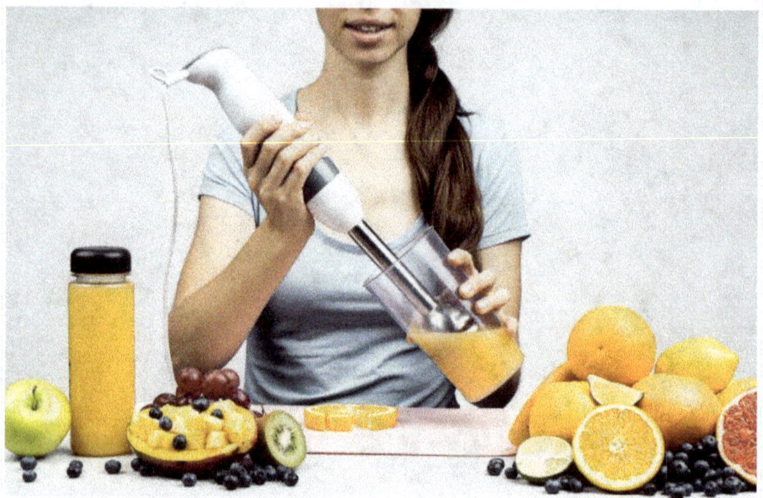

Diese Bücher sind für jeden gedacht – ob Sie direkt von einem Vitaminmangel betroffen sind, ob Sie jemanden pflegen oder einfach nur mehr über präventive Gesundheitsmaßnahmen erfahren möchten. Durch die Seiten dieses Buches werden Sie nicht nur aufklärende Informationen finden, sondern auch inspirierende Geschichten, praktische Tipps und empathische Einsichten, die Ihnen helfen sollen,

Vitaminmangel nicht nur zu verstehen, sondern auch aktiv zu verhindern und zu behandeln.

Ein besonderes Anliegen ist es mir, die Informationen so aufzubereiten, dass sie jeder verstehen kann. Ich vermeide soweit wie möglich die Verwendung von Fachbegriffen. Die klare, einfache Sprache und anschauliche Beispiele sollen sicherstellen, dass das Wissen nicht nur aufgenommen, sondern auch umgesetzt wird. Jedes Kapitel ist so gestaltet, dass es nicht nur informiert, sondern auch motiviert und Ihnen zeigt, dass Sie trotz eines Vitaminmangels die Kontrolle behalten und ein qualitativ hochwertiges Leben führen können.

Indem Sie dieses Buch lesen, machen Sie einen wichtigen Schritt in Richtung Selbstbefähigung. Sie rüsten sich mit dem nötigen Wissen aus, um fundierte Entscheidungen über Ihre Gesundheit treffen zu können. Sie lernen, Fragen zu stellen, die wirklich zählen, und entwickeln ein neues Verständnis dafür, wie Sie zusammen mit Ihren Ärzten und Pflegekräften als Team agieren können.

Ich lade Sie herzlich ein, sich von den Seiten dieses Buches inspirieren zu lassen. Nehmen Sie sich die Freiheit, Fragen zu stellen, tiefer zu graben und sich nicht mit dem Status quo zufriedenzugeben. Denn das Verstehen Ihres Vitaminbedarfs ist der erste Schritt zur Besserung und ein entscheidender Schritt zu einem volleren, gesünderen Leben.

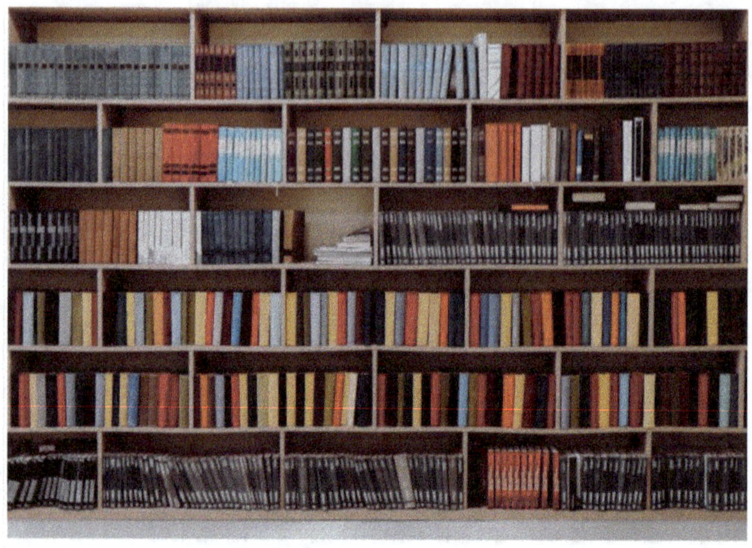

Teilen Sie dieses Wissen mit Ihren Freunden, Bekannten, Verwandten und Nachbarn. Die Bücher der „EASY MED"-Serie sind nicht nur wertvolle Informationsquellen, sondern auch das beste Geschenk für diejenigen, deren Gesundheit uns am Herzen liegt. Mit Wissen als Werkzeug, Hoffnung als Wegweiser und Entschlossenheit als Begleiter sind wir gemeinsam stärker. Auf zu einer Reise, die Ihr Leben verändern wird.

Doctor Ali Reza Samary,
Facharzt für Innere Medizin
Geschäftsführer (CEO) von:
Royal Content Center GmbHs
Düsseldorf, 01.07.2024

Inhalt:

Auf einen Blick

Inhalt:

Detaillierte Übersicht

Kapitel

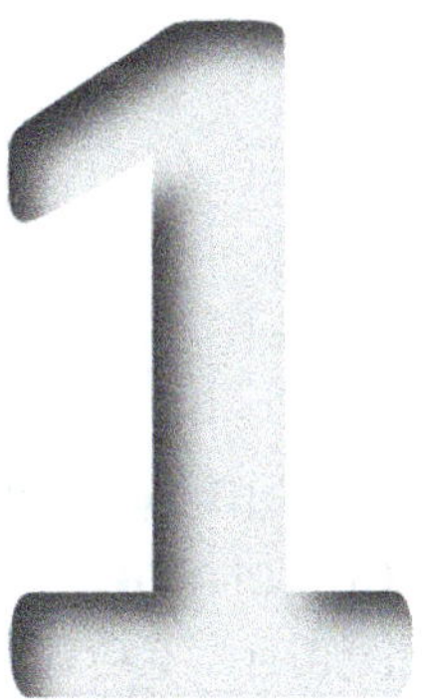

1

Grundlagen verstehen:

Was sind Vitamine?

Willkommen zum ersten Kapitel dieses Ratgebers, in dem wir die Grundlagen der Vitamine und deren Bedeutung für unsere Gesundheit untersuchen. Vitamine sind essentielle Nährstoffe, die unser Körper in kleinen Mengen benötigt, um richtig zu funktionieren. Obwohl sie nur in winzigen Mengen benötigt werden, spielen Vitamine eine entscheidende Rolle bei nahezu jedem biologischen Prozess in unserem Körper.

Vitamine unterstützen den Stoffwechsel, stärken das Immunsystem und tragen zur Erhaltung gesunder Haut, Knochen und Augen bei. Sie sind unerlässlich für das Wachstum, die Entwicklung und die allgemeine Gesundheit. Ein Mangel an diesen lebenswichtigen Nährstoffen kann zu einer Vielzahl von

Gesundheitsproblemen führen, die von leichter Müdigkeit bis hin zu schweren Krankheiten reichen.

In diesem Kapitel werde ich zunächst klären, was Vitamine eigentlich sind und welche grundlegenden Funktionen sie in unserem Körper erfüllen. Wir werden die **zwei Hauptgruppen** von Vitaminen – **die wasserlöslichen** und **die fettlöslichen Vitamine** – unterscheiden und erklären, warum diese Unterscheidung wichtig ist. Zudem werden wir uns ansehen, was bei einem Vitaminmangel im Körper passiert und welche Symptome darauf hinweisen können. Ebenso werden wir besprechen, ob und wie eine Überdosierung von Vitaminen gesundheitliche Risiken bergen kann.

Mein Ziel ist es, Ihnen ein solides Fundament an Wissen über Vitamine zu vermitteln, auf dem die weiteren Kapitel dieses Buches aufbauen. Durch ein besseres Verständnis der grundlegenden Eigenschaften und Funktionen von Vitaminen können Sie fundierte Entscheidungen über Ihre Ernährung und Gesundheit treffen.

Lassen Sie uns gemeinsam in die faszinierende Welt der Vitamine eintauchen und herausfinden, wie wir durch ein bewusstes und ausgewogenes Leben unseren Körper optimal unterstützen können.

1.1 Allgemeines Wissen über Vitamine

In diesem Abschnitt werde ich erklären, was Vitamine sind, ihre historische Entdeckung, ihre chemische Struktur und wie sie in unserem Körper gespeichert werden. Vitamine sind organische Verbindungen, die in kleinen Mengen für das reibungslose Funktionieren des Körpers benötigt werden. Sie sind unverzichtbare **Katalysatoren** in biochemischen Reaktionen, die die Durchführung dieser Reaktionen deutlich schneller und effizienter ermöglichen und dadurch uns Energie liefern, unser Immunsystem stärken und unser allgemeines Wohlbefinden fördern.

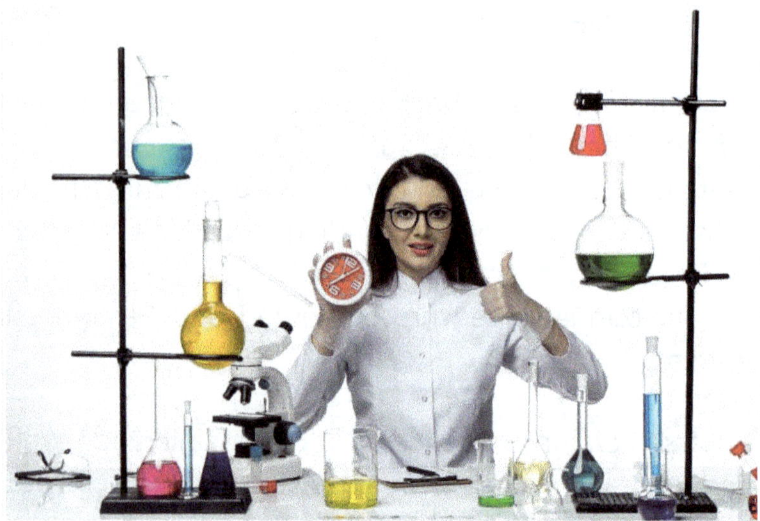

Was ist ein Katalysator?

Ein **Katalysator** ist eine Substanz, die die Geschwindigkeit einer chemischen Reaktion erhöht, ohne selbst dabei verbraucht zu werden. In biologischen Systemen sind **Enzyme** die häufigsten Katalysatoren. Sie helfen dabei, biochemische Reaktionen effizient und schnell ablaufen zu lassen. Dies ist entscheidend für viele lebenswichtige Prozesse in unserem Körper, wie den Stoffwechsel und die Energieproduktion.

Vitamine spielen eine zentrale Rolle als Co-Faktoren oder Bestandteile von so genannten **Co-Enzymen**, die diese Enzyme benötigen, um richtig zu funktionieren. Ohne die Anwesenheit bestimmter Vitamine können viele Enzyme ihre Aufgaben nicht erfüllen. Somit sind Vitamine unerlässlich für das reibungslose Funktionieren zahlreicher biochemischer Prozesse im Körper.

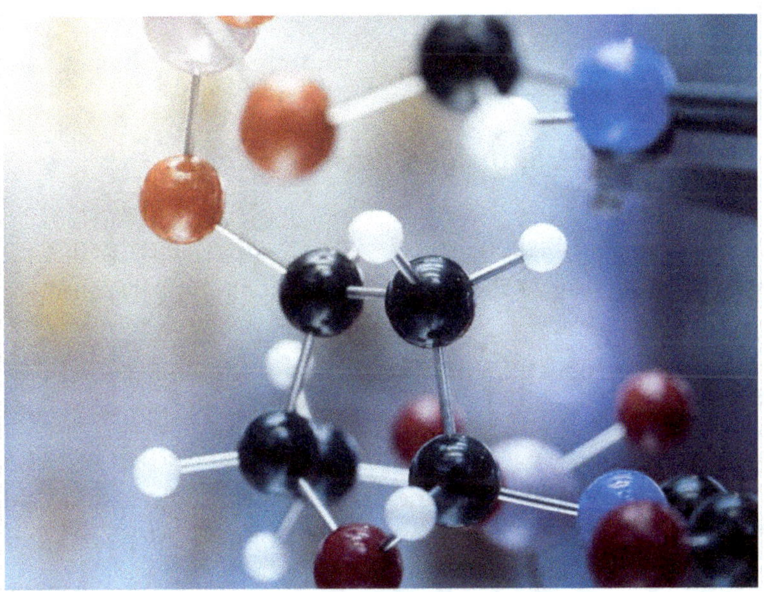

Die Geschichte der Vitamine

Die Entdeckung der Vitamine geht auf das frühe 20. Jahrhundert zurück. Der Begriff **„Vitamin"** wurde 1912 von dem polnischen Biochemiker Casimir Funk geprägt, der herausfand, dass bestimmte Krankheiten durch fehlende Nahrungsbestandteile verursacht werden. Er nannte diese Substanzen „Vitamines", da er sie als lebenswichtige („vita") Amine betrachtete. Obwohl nicht alle Vitamine Amine sind, hat der Begriff Bestand und umfasst heute eine Gruppe von mindestens 13 essenziellen Nährstoffen.

13 Vitamine:

A, B1, B2, B3, B5, B6, B7, B9, B12, C, D, E, K

Chemische Struktur und Klassifikation

Vitamine lassen sich in zwei Hauptgruppen unterteilen: wasserlösliche und fettlösliche Vitamine.

- **Wasserlösliche Vitamine**: Diese umfassen die acht **B**-Vitamine (wie B1, B2, B3, B5, B6, B7, B9 und B12) und Vitamin **C**. Sie lösen sich in Wasser und werden nicht im Körper gespeichert. Überschüsse werden über den Urin ausgeschieden, weshalb eine kontinuierliche Zufuhr erforderlich ist.

- **Fettlösliche Vitamine**: Zu dieser Gruppe gehören die Vitamine **A**, **D**, **E** und **K**. Sie lösen sich in Fetten und werden im Körper, hauptsächlich in der Leber und im Fettgewebe, gespeichert. Aufgrund dieser Speicherfähigkeit können sie in größeren Mengen aufgenommen werden, aber es besteht auch die Gefahr der Überdosierung und Vergiftung.

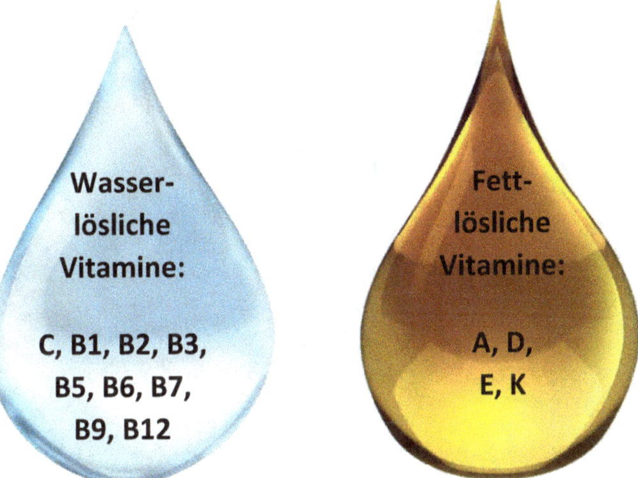

Speicherung im Körper

Die Art und Weise, wie Vitamine im Körper gespeichert werden, hängt von ihrer Löslichkeit ab:

- Fettlösliche Vitamine können in den Fettdepots des Körpers gespeichert und bei Bedarf freigesetzt werden. Dies bedeutet, dass sie bei einer ausgewogenen Ernährung nicht täglich zugeführt werden müssen

- Wasserlösliche Vitamine hingegen müssen regelmäßig über die Nahrung aufgenommen werden, da sie nicht gespeichert werden und schnell über den Urin ausgeschieden werden.

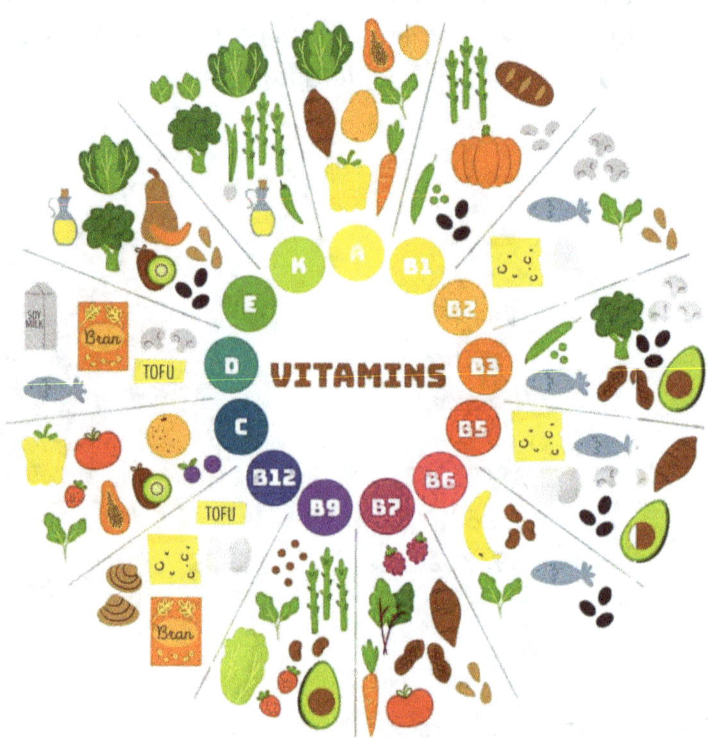

1.2. Was passiert bei Vitaminmangel?

Vitamine sind essenzielle Nährstoffe, die der Körper in kleinen Mengen benötigt, um richtig zu funktionieren. Ein Mangel an diesen wichtigen Substanzen kann zu erheblichen gesundheitlichen

Problemen führen. Da Vitamine eine Vielzahl von biochemischen Reaktionen im Körper unterstützen, kann ihre Abwesenheit die normale Funktion vieler Körpersysteme stören und verschiedene Symptome und Krankheiten hervorrufen.

1.2.1. Funktion der Vitamine und Auswirkungen ihres Mangels

Vitamine spielen eine zentrale Rolle in unzähligen biochemischen Prozessen. Sie sind **Cofaktoren** für Enzyme, die Stoffwechselreaktionen katalysieren, und sind an der Synthese von Hormonen, der Regulierung des Immunsystems und der Erhaltung gesunder Zellen beteiligt. Wenn diese Funktionen gestört sind, kann dies zu einer Reihe von Symptomen und Krankheiten führen, abhängig davon, welches Vitamin fehlt.

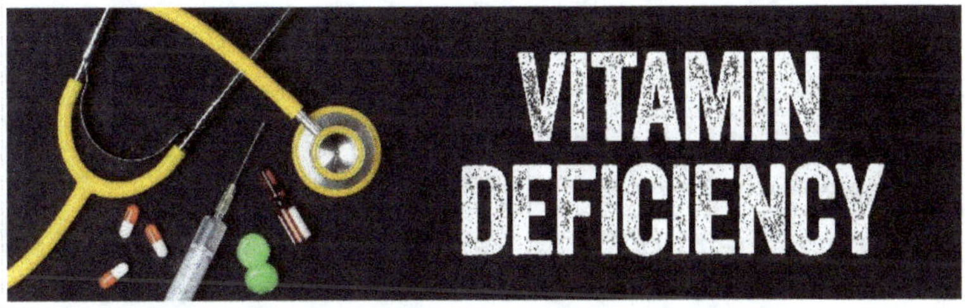

1.2.2. Symptome bei Vitaminmangel

Die Symptome eines Vitaminmangels können von mild bis schwerwiegend variieren und sind oft unspezifisch, was die Diagnose erschweren kann. Zu den häufigsten Symptomen gehören:

- **Müdigkeit und Schwäche:** Ein allgemeiner Mangel an Vitaminen kann zu Energiemangel und Erschöpfung führen.

- **Schwaches Immunsystem:** Ein Mangel an Vitaminen wie A, C und D kann das Immunsystem schwächen, was zu häufigeren Infektionen führt.

- **Hautprobleme:** Trockene, schuppige Haut und Wunden, die schlecht heilen, können auf einen Mangel an Vitaminen wie A, C und B-Komplex hinweisen.

- **Haarausfall:** Ein Mangel an B-Vitaminen, Biotin und Vitamin D kann zu Haarausfall führen.

- **Augenprobleme:** Ein Vitamin-A-Mangel kann Nachtblindheit und trockene Augen verursachen.

- **Blutarmut:** Ein Mangel an Vitamin B12, Folsäure oder Vitamin C kann zu Anämie führen, was Schwäche und Blässe verursacht.

- **Kognitive Beeinträchtigungen:** Ein Mangel an B-Vitaminen, insbesondere B1 (Thiamin) und B12, kann zu Gedächtnisproblemen und Verwirrung führen.

1.2.3. Spezifische Krankheiten durch Vitaminmangel

Ein Mangel an bestimmten Vitaminen kann spezifische, oft schwerwiegende Krankheiten verursachen. Diese Krankheiten resultieren aus der unzureichenden Versorgung mit essenziellen Nährstoffen, die für verschiedene Körperfunktionen unverzichtbar sind. Im Folgenden werden einige der bekanntesten durch Vitaminmangel verursachten Krankheiten und ihre Symptome näher erläutert.

- **Skorbut:** Ein Mangel an **Vitamin C** führt zu Skorbut, das durch Schwäche, Anämie, Zahnfleischbluten und Hautprobleme gekennzeichnet ist.

- **Beriberi:** Ein Mangel an **Vitamin B1** (Thiamin) verursacht Beriberi, das neurologische und kardiovaskuläre Symptome hervorruft.

- **Pellagra:** Ein Mangel an **Vitamin B3** (Niacin) führt zu Pellagra, das durch Dermatitis, Durchfall und Demenz gekennzeichnet ist.

- **Rachitis und Osteomalazie:** Ein Mangel an **Vitamin D** verursacht bei Kindern Rachitis und bei Erwachsenen Osteomalazie, was zu weichen und schwachen Knochen führt.

- **Megaloblastäre Anämie:** Ein Mangel an **Vitamin B9 oder B12** kann zu dieser Art von Anämie führen, die durch die Produktion abnorm großer roter Blutkörperchen gekennzeichnet ist.

1.2.4. Langfristige Auswirkungen eines Vitaminmangels

Langfristig kann ein unbehandelter Vitaminmangel zu dauerhaften Schäden führen. Beispielsweise kann ein chronischer Vitamin-B12-Mangel zu irreversiblen neurologischen Schäden führen, während ein anhaltender Mangel an Vitamin D die Knochendichte dauerhaft verringern kann, was das Risiko für Osteoporose erhöht. Ein schwerer und langfristiger Mangel an Vitamin A kann zur Erblindung führen, und ein anhaltender Mangel an Vitamin C kann zu schwerwiegenden gesundheitlichen Problemen wie Skorbut führen.

Zusammenfassend lässt sich sagen, dass ein Vitaminmangel schwerwiegende und vielfältige gesundheitliche Probleme verursachen kann. Daher ist es wichtig, eine ausgewogene Ernährung zu haben, die alle notwendigen Vitamine in ausreichender Menge liefert, um die Gesundheit zu erhalten und Mangelzustände zu verhindern. In den nächsten Abschnitten werde ich auf die spezifischen Folgen einer Vitaminüberdosierung eingehen.

1.3 Was passiert bei Vitaminüberdosierung!

Während Vitamine essenzielle Nährstoffe sind, die unser Körper benötigt, kann eine übermäßige Zufuhr, insbesondere bei fettlöslichen Vitaminen, schwerwiegende gesundheitliche Probleme verursachen. Die Symptome und Risiken einer Überdosierung variieren je nach Art des Vitamins. Es ist wichtig, zwischen wasserlöslichen und fettlöslichen Vitaminen zu unterscheiden, da ihre Überdosierung unterschiedliche Auswirkungen haben kann.

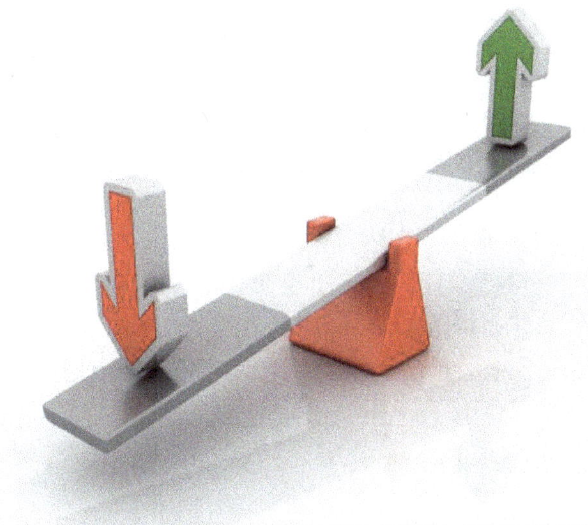

1.3.1. Überdosierung von
wasserlöslichen Vitaminen (B & C)

Wasserlösliche Vitamine, zu denen die B-Vitamine und Vitamin C gehören, lösen sich im Wasser auf und werden nicht im Körper gespeichert. Überschüssige Mengen werden in der Regel über den Urin ausgeschieden, was das Risiko einer Überdosierung verringert. Dennoch können sehr hohe Dosen, insbesondere durch Nahrungsergänzungsmittel, Nebenwirkungen verursachen:

Wasserlösliche Vitaminen
B1, B2, B3, B5, B6, B7, B9, B12, C

- **Vitamin C:** Hohe Dosen von Vitamin C können zu Magen-Darm-Beschwerden wie Durchfall, Übelkeit und Magenkrämpfen führen. Langfristig können hohe Dosen die Nieren belasten und das Risiko von Nierensteinen erhöhen.

- **Vitamin B6:** Eine übermäßige Zufuhr von Vitamin B6 kann zu neurologischen Problemen wie Nervenschäden, die Taubheit und Kribbeln in den Gliedmaßen verursachen, führen. Diese Symptome können auch nach Absetzen der Supplemente bestehen bleiben.

- **Vitamin B3:** Hohe Dosen von Niacin können Hautrötungen, Juckreiz und Magenbeschwerden verursachen. Sehr hohe Dosen können Leberschäden und Insulinresistenz hervorrufen.

1.3.2. Überdosierung von fettlöslichen Vitaminen (A, D, E & K)

Fettlösliche Vitamine, zu denen die Vitamine A, D, E und K gehören, werden im Körperfett und in der Leber gespeichert. Diese Speicherung bedeutet, dass sie sich im Körper ansammeln können, was das Risiko einer toxischen Überdosierung erhöht:

Fettlösliche Vitaminen A, D, E, K

- **Vitamin A** (Retinol): Eine chronische Überdosierung von Vitamin A kann zu einer Hypervitaminose A führen, die Symptome wie Kopfschmerzen, Schwindel, Übelkeit, Hautveränderungen und in schweren Fällen Leberschäden und Knochenbrüche verursacht. Bei Schwangeren kann eine hohe Zufuhr von Vitamin A teratogen wirken und zu Geburtsfehlern führen.

- **Vitamin D:** Eine übermäßige Aufnahme von Vitamin D kann zu einer Hyperkalzämie führen, einem Zustand, bei dem der Kalziumspiegel im Blut zu hoch ist. Dies kann Nierensteine, Verkalkung von Weichgeweben und Herz-Kreislauf-Probleme verursachen.

- **Vitamin E:** Hohe Dosen von Vitamin E können das Blutungsrisiko erhöhen, da es die Blutgerinnung hemmt. Dies kann besonders problematisch für Menschen sein, die Blutverdünner einnehmen oder an Blutgerinnungsstörungen leiden.

- **Vitamin K:** Obwohl Vitamin K im Vergleich zu anderen fettlöslichen Vitaminen weniger toxisch ist, können sehr hohe Dosen bei Menschen, die blutverdünnende Medikamente einnehmen, zu Problemen führen, da Vitamin K die Blutgerinnung fördert.

1.3.3. Allgemeine Risiken und Vorsichtsmaßnahmen

Die Überdosierung von Vitaminen ist meist auf die übermäßige Einnahme von Nahrungsergänzungsmitteln zurückzuführen. Eine ausgewogene Ernährung allein führt selten zu einer Vitaminüberdosierung. Es ist daher wichtig, Nahrungsergänzungsmittel nur nach Rücksprache mit einem Arzt einzunehmen und die empfohlenen Tagesdosen nicht zu überschreiten.

Zusammenfassend lässt sich sagen, dass sowohl wasserlösliche als auch fettlösliche Vitamine bei übermäßiger Einnahme gesundheitliche Risiken bergen. Während der Körper überschüssige wasserlösliche Vitamine in der Regel ausscheiden kann, können sich fettlösliche Vitamine im Körper ansammeln und toxische Effekte verursachen. Eine bewusste und ausgewogene Zufuhr dieser essenziellen Nährstoffe ist daher entscheidend für die Aufrechterhaltung einer guten Gesundheit. Im nächsten Kapitel werde ich die allgemeinen Grundlagen der wasserlöslichen Vitamine erläutern.

1.4 Abschlusswort

Im ersten Kapitel haben Sie nun grundlegendes Wissen über Vitamine und ihre immense Bedeutung für unsere Gesundheit erlangt. Sie wissen jetzt, dass Vitamine essenzielle Nährstoffe sind, die in kleinen Mengen für das reibungslose Funktionieren unseres Körpers notwendig sind. Wir haben die beiden Hauptgruppen von Vitaminen – wasserlösliche und fettlösliche – sowie ihre spezifischen Eigenschaften und Speicherorte im Körper besprochen. Die Erkenntnis, dass sowohl ein Mangel als auch eine Überdosierung von Vitaminen zu erheblichen gesundheitlichen Problemen führen kann, unterstreicht die Wichtigkeit einer ausgewogenen Zufuhr.

Ein Vitaminmangel kann eine Vielzahl von Symptomen und Krankheiten hervorrufen, abhängig davon, welches Vitamin fehlt. Ebenso kann eine übermäßige Zufuhr, insbesondere von fettlöslichen

Vitaminen, toxische Effekte haben. Dieses Wissen bildet die Grundlage für die weiteren Kapitel, in denen wir detailliert auf die einzelnen Vitamine eingehen werden.

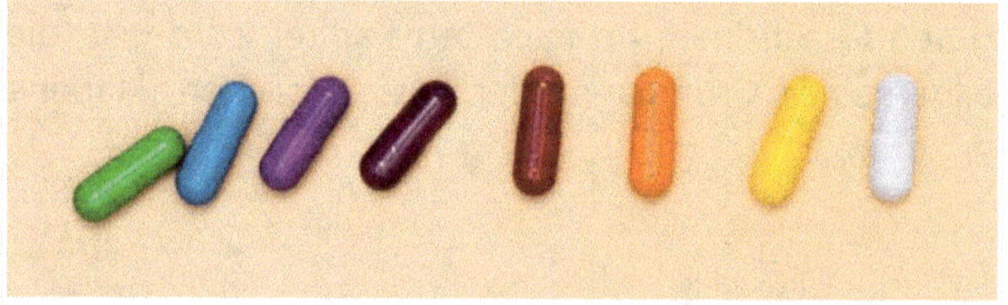

Ich lade Sie ein, mit mir weiter in die Welt der Vitamine einzutauchen. Gemeinsam werden wir lernen, wie Sie Ihre Gesundheit durch eine ausgewogene Ernährung und gezielte Vorsorgemaßnahmen unterstützen können. Das Verständnis dieser Grundlagen ist der erste Schritt zu einer besseren Gesundheit und Wohlbefinden.

Kapitel

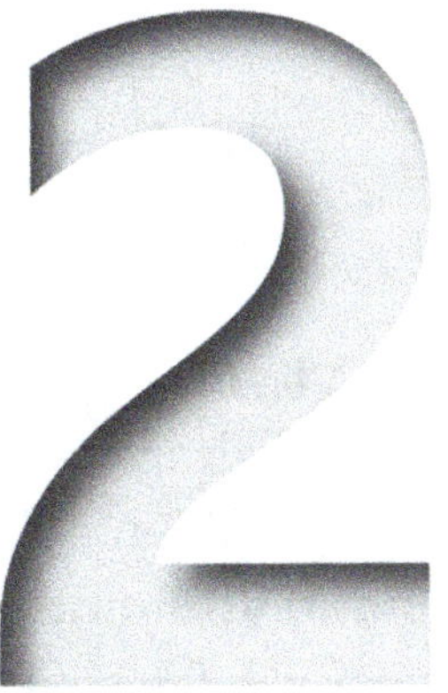

Wasserlösliche Vitamine

Wasserlösliche Vitamine sind essentielle Nährstoffe, die eine Vielzahl von Funktionen im menschlichen Körper erfüllen. Zu dieser Gruppe gehören insgesamt **neun Vitamine**: die Vitamine C und die acht B-Vitamine (B1, B2, B3, B5, B6, B7, B9 und B12). Diese Vitamine sind in Wasser löslich und werden nicht in großen Mengen im Körper gespeichert. Die überschüssig eingenommenen Mengen werden nach einigen Stunden im Urin ausgeschieden. Da unser Körper keine Depots für diese Vitamine hat, können bei fehlender Einnahme die Mangelsymptome relativ früh erscheinen. Daher ist eine regelmäßige Zufuhr über die Ernährung notwendig, um Mangelerscheinungen zu vermeiden.

Wasserlösliche Vitamine sind entscheidend für den Energiestoffwechsel, die Blutbildung, die Funktion des

Nervensystems und die Erhaltung gesunder Haut und Haare. Sie wirken als Cofaktoren für zahlreiche Enzyme und unterstützen viele biochemische Reaktionen, die für das normale Wachstum, die Entwicklung und die Gesundheit erforderlich sind.

In diesem Kapitel werden wir die allgemeinen Funktionen und Bedeutungen dieser Vitamine, ihre Quellen in der Nahrung sowie die allgemeinen Symptome und Risiken bei Mangel oder Überdosierung untersuchen. Darüber hinaus werden wir die einzelnen wasserlöslichen Vitamine detailliert betrachten und ihre spezifischen Entdeckungsgeschichten und die Symptome bei Mangel und Überdosierung erläutern.

Durch ein besseres Verständnis der wasserlöslichen Vitamine können Sie fundierte Entscheidungen über Ihre Ernährung und Gesundheitsvorsorge treffen. Dies wird Ihnen helfen, ein ausgewogenes und gesundes Leben zu führen. Lassen Sie uns nun in die faszinierende Welt der wasserlöslichen Vitamine eintauchen und ihre Bedeutung für unsere Gesundheit entdecken.

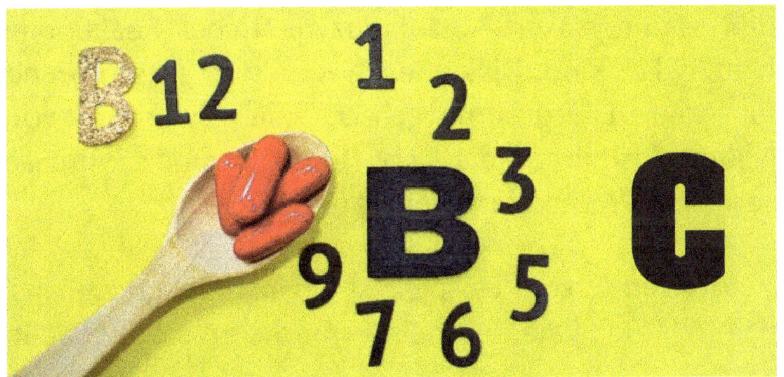

2.1. Funktion und Bedeutung

Wasserlösliche Vitamine spielen eine entscheidende Rolle in zahlreichen physiologischen Prozessen des Körpers. In diesem Abschnitt werden wir die allgemeine Funktion und Bedeutung dieser Vitamine untersuchen. Wir erklären, wie sie in den Körper aufgenommen und verwertet werden, sowie die Mechanismen ihrer Ausscheidung. Darüber hinaus werden die allgemeinen Symptome besprochen, die bei einem Mangel oder einer Überdosierung dieser essenziellen Nährstoffe auftreten können, um ein umfassendes Verständnis ihrer gesundheitlichen Auswirkungen zu vermitteln.

2.1.1 Allgemeine Funktion und Bedeutung

Wasserlösliche Vitamine sind essenzielle **Mikronährstoffe**, die für eine Vielzahl von biochemischen und physiologischen Funktionen im menschlichen Körper erforderlich sind. Sie fungieren hauptsächlich als **Cofaktoren** und **Coenzyme**, die für den reibungslosen Ablauf enzymatischer Reaktionen unerlässlich sind. Diese Reaktionen sind entscheidend für den Energiestoffwechsel, die Synthese von Neurotransmittern, die DNA-Reparatur und -Synthese sowie die Produktion roter Blutkörperchen.

Vitamin C, zum Beispiel, ist ein starkes Antioxidans, das freie Radikale neutralisiert und somit Zellschäden vorbeugt. Es spielt auch eine wichtige Rolle bei der Kollagensynthese, die für die Gesundheit von Haut, Blutgefäßen, Knochen und Bindegewebe unerlässlich ist.

Die **B-Vitamine** hingegen sind hauptsächlich an der Energieproduktion beteiligt. Vitamin B1 (Thiamin), B2 (Riboflavin), und B3 (Niacin) sind Schlüssel-komponenten in den Stoffwechselwegen, die Kohlenhydrate, Fette und Proteine in Energie umwandeln.

Darüber hinaus sind einige B-Vitamine, wie B6 (Pyridoxin), B9 (Folsäure) und B12 (Cobalamin), wichtig für die Funktion des Nervensystems und die Blutbildung. Sie unterstützen die Synthese und den Abbau von Aminosäuren und Nukleotiden, die für das Wachstum und die Reparatur von Geweben notwendig sind.

Durch ihre vielfältigen Rollen tragen wasserlösliche Vitamine entscheidend zur Aufrechterhaltung der allgemeinen Gesundheit und des Wohlbefindens bei. Ein Mangel an diesen Vitaminen kann zu erheblichen gesundheitlichen Problemen führen, die durch eine ausgewogene Ernährung und gegebenenfalls durch Nahrungsergänzungsmittel vermieden werden können.

2.1.2 Aufnahme, Verwertung und Ausscheidung im Körper

Wasserlösliche Vitamine spielen eine zentrale Rolle in vielen physiologischen Prozessen, aber um ihre Funktionen ausüben zu können, müssen sie zunächst aufgenommen, verwertet und schließlich ausgeschieden werden. Dieser Prozess beginnt mit der Aufnahme der Vitamine aus der Nahrung, gefolgt von ihrer Verteilung und Verwendung im Körper, und endet mit ihrer Ausscheidung.

Aufnahme und Verwertung

Die Aufnahme wasserlöslicher Vitamine beginnt im Verdauungstrakt, hauptsächlich im Dünndarm. Hier werden die Vitamine aus der Nahrung freigesetzt und durch spezielle Transportmechanismen in die Blutbahn aufgenommen. Diese Mechanismen sind oft energieabhängig und können durch verschiedene Faktoren wie den pH-Wert des Darms und die Anwesenheit anderer Nährstoffe beeinflusst werden.

Sobald sie im Blutkreislauf zirkulieren, werden die Vitamine zu den Zielgeweben und -zellen transportiert. Die B-Vitamine fungieren hauptsächlich als Coenzyme, die für den Energiestoffwechsel und andere biochemische Reaktionen erforderlich sind. Vitamin C spielt eine Schlüsselrolle bei der Kollagenbildung, der Wundheilung und der Stärkung des Immunsystems. In den Zellen werden diese Vitamine in ihre aktive Form umgewandelt, um ihre spezifischen Funktionen zu erfüllen.

Ausscheidung und Veränderungen im Körper

Da wasserlösliche Vitamine nicht in großen Mengen im Körper gespeichert werden, müssen überschüssige Mengen regelmäßig ausgeschieden werden, um eine Ansammlung zu verhindern. Diese Ausscheidung erfolgt hauptsächlich über die Nieren und den Urin. Der Körper reguliert die Konzentration dieser Vitamine im Blut, indem er überschüssige Mengen herausfiltert und über den Urin ausscheidet.

Einige wasserlösliche Vitamine, wie Vitamin C, werden teilweise oxidiert und in inaktive Formen umgewandelt, bevor sie ausgeschieden werden. Diese metabolischen Veränderungen sind Teil der natürlichen Regulation, um toxische Wirkungen zu vermeiden. Bei den B-Vitaminen erfolgt die Ausscheidung meist unverändert, aber in einigen Fällen können sie auch in ihren Coenzymformen ausgeschieden werden.

Die kontinuierliche Ausscheidung dieser Vitamine bedeutet, dass eine regelmäßige Zufuhr durch die Nahrung notwendig ist, um einen konstanten Vitaminspiegel im Körper aufrechtzuerhalten. Ein Mangel an wasserlöslichen Vitaminen kann relativ schnell auftreten, wenn die Zufuhr unzureichend ist, was zu den spezifischen Mangelerscheinungen führt, die im nächsten Abschnitt detailliert behandelt werden.

Durch das Verständnis dieser Prozesse wird deutlich, wie wichtig eine ausgewogene Ernährung ist, um die notwendige Versorgung mit wasserlöslichen Vitaminen sicherzustellen und die Gesundheit zu erhalten.

2.1.3 Allgemeine Symptome bei Mangel und Überdosierung

Symptome bei Vitaminmangel

Ein Mangel an wasserlöslichen Vitaminen kann schnell zu verschiedenen gesundheitlichen Problemen führen, da diese Vitamine nicht im Körper gespeichert werden und regelmäßig über die Nahrung zugeführt werden müssen. Zu den allgemeinen Symptomen eines Mangels gehören:

- **Müdigkeit und Schwäche:** Ein häufiger Mangel an B-Vitaminen und Vitamin C kann zu allgemeiner Erschöpfung und einem Mangel an Energie führen.

- **Schwaches Immunsystem:** Ein Mangel an Vitamin C und bestimmten B-Vitaminen kann die Immunfunktion beeinträchtigen, was zu einer erhöhten Anfälligkeit für Infektionen führt.

- **Hautprobleme:** Trockene, rissige Haut und Wunden, die schlecht heilen, können auf einen Mangel an Vitamin C oder B-Vitaminen hinweisen.

- **Haarausfall:** Ein Mangel an Biotin (Vitamin B7) und anderen B-Vitaminen kann zu Haarausfall und brüchigen Nägeln führen.

- **Neurologische Symptome:** Ein Mangel an Thiamin (Vitamin B1), Niacin (Vitamin B3) oder Vitamin B12 kann zu neurologischen Störungen wie Taubheitsgefühl, Kribbeln, Gedächtnisverlust und sogar zu schweren Erkrankungen wie Beriberi oder Pellagra führen.

Symptome bei Vitaminüberdosierung

Eine Überdosierung wasserlöslicher Vitamine ist selten, da überschüssige Mengen in der Regel über den Urin ausgeschieden werden. Allerdings können sehr hohe Dosen von Nahrungsergänzungsmitteln zu toxischen Wirkungen führen:

- **Vitamin C:** Überdosierung kann zu Magen-Darm-Beschwerden wie Durchfall, Übelkeit und Magenkrämpfen führen. Langfristig können hohe Dosen das Risiko von Nierensteinen erhöhen.

- **Vitamin B6:** Eine übermäßige Zufuhr kann neurologische Störungen wie Taubheitsgefühl und Kribbeln in den Gliedmaßen verursachen, die auch nach Absetzen der Supplemente bestehen bleiben können.

- **Niacin (Vitamin B3):** Hohe Dosen können Hautrötungen, Juckreiz und Magenbeschwerden verursachen. Sehr hohe Dosen können Leberschäden und Insulinresistenz hervorrufen.

Ein bewusster und kontrollierter Umgang mit Nahrungsergänzungsmitteln ist daher wichtig, um die Gesundheit zu schützen und das Risiko von Mangelerscheinungen oder Überdosierungen zu minimieren.

2.2. Einzelne wasserlösliche Vitamine

In diesem Abschnitt werden wir die einzelnen wasserlöslichen Vitamine detailliert betrachten. Jedes dieser Vitamine spielt eine einzigartige und wesentliche Rolle in unserem Körper, von der Energieproduktion bis zur Unterstützung des Immunsystems und der Erhaltung gesunder Haut und Haare. Wir werden uns die Geschichte der Entdeckung jedes Vitamins ansehen, seine spezifischen Funktionen und die Symptome, die bei Mangel oder Überdosierung auftreten können. Durch das Verständnis der individuellen Eigenschaften dieser Vitamine können Sie besser nachvollziehen, wie wichtig eine ausgewogene Zufuhr ist und welche Auswirkungen eine unzureichende oder übermäßige Aufnahme haben kann.

2.2.1 Vitamin C
(Ascorbinsäure)

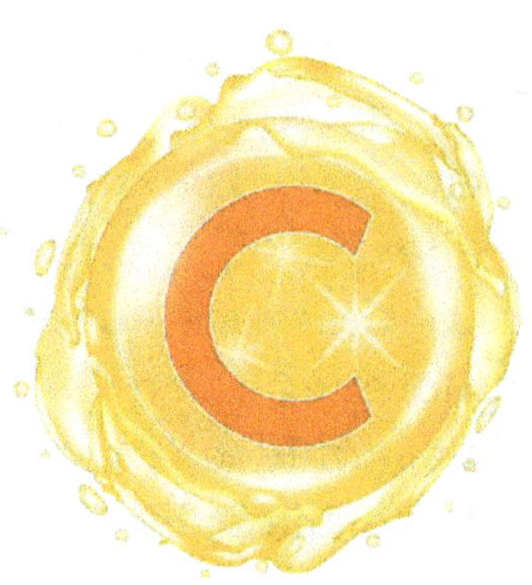

Vitamin C, auch bekannt als Ascorbinsäure, ist ein essentielles wasserlösliches Vitamin, das für viele physiologische Funktionen im menschlichen Körper unerlässlich ist. Es ist besonders bekannt für seine antioxidativen Eigenschaften und seine Rolle bei der Kollagenbildung, der Wundheilung und der Unterstützung des Immunsystems. Da der menschliche Körper Vitamin C nicht selbst herstellen kann, muss es regelmäßig über die Nahrung aufgenommen werden. In diesem Abschnitt werden wir die Geschichte der Entdeckung von Vitamin C, die spezifischen Symptome bei einem Mangel sowie die Symptome einer Überdosierung detailliert betrachten.

Die Geschichte der Entdeckung

Die Entdeckung von Vitamin C ist eng mit der Geschichte der Seefahrt und der Krankheit **Skorbut** verbunden. Im 18. Jahrhundert war Skorbut eine häufige und oft tödliche Krankheit unter Seeleuten, die lange Zeit auf See verbrachten und keine frischen Lebensmittel zur Verfügung hatten. Die Symptome von Skorbut, darunter Zahnfleischbluten, Schwäche und Wundheilungsstörungen, waren gut dokumentiert, aber die Ursache blieb lange Zeit unbekannt.

Der britische Arzt James Lind führte 1747 einen der ersten klinischen Versuche durch, bei dem er 12 Seeleute mit Skorbut in sechs verschiedene Gruppen einteilte und ihnen unterschiedliche Diäten gab. Er fand heraus, dass die Gruppe, die Orangen und Zitronen konsumierte, sich dramatisch besserte. Lind veröffentlichte seine Ergebnisse 1753 in seinem Buch „A Treatise of the Scurvy", aber es dauerte fast 50 Jahre, bis die Britische Marine Zitrusfrüchte als obligatorischen Teil der Ernährung ihrer Seeleute einführte.

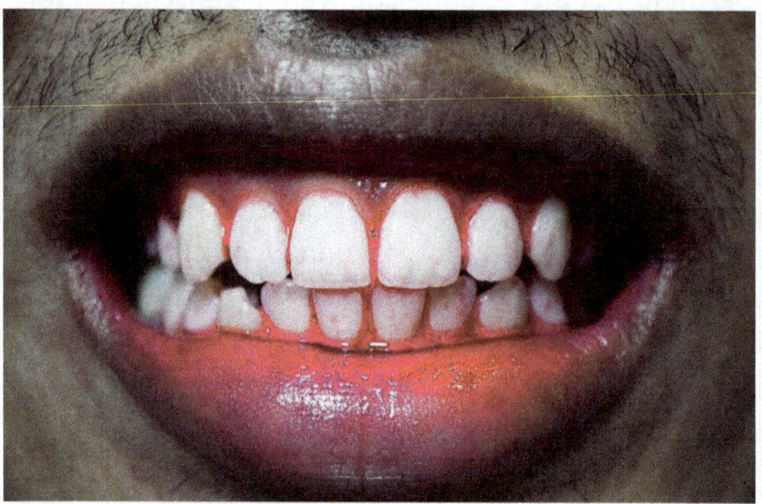

Zahnfleischblutungen bei Skorbut

Erst 1932 identifizierten die ungarischen Wissenschaftler Albert Szent-Györgyi und Joseph Svirbely sowie der amerikanische Chemiker Charles Glen King unabhängig voneinander Ascorbinsäure als die aktive Komponente, die Skorbut verhinderte. Für diese Entdeckung erhielt Szent-Györgyi 1937 den Nobelpreis für Physiologie oder Medizin.

Spezifische Symptome bei Mangel

Ein Mangel an Vitamin C kann zu einer Vielzahl von gesundheitlichen Problemen führen, die sich in verschiedenen Stadien und Schweregraden manifestieren. Die bekannteste und schwerwiegendste Erkrankung, die durch Vitamin-C-Mangel verursacht wird, ist Skorbut. Zu den spezifischen Symptomen eines Vitamin-C-Mangels gehören:

- **Müdigkeit und Schwäche:** Ein frühes Anzeichen eines Vitamin-C-Mangels ist oft eine allgemeine Müdigkeit und Schwäche, da Vitamin C eine wichtige Rolle im Energiestoffwechsel spielt.

- **Immunschwäche:** Ein Mangel an Vitamin C kann die Funktion des Immunsystems beeinträchtigen, was zu einer erhöhten Anfälligkeit für Infektionen führt.

- **Hautprobleme:** Vitamin C ist für die Synthese von Kollagen notwendig, einem Protein, das die Hautstruktur unterstützt. Ein Mangel kann zu trockener, rauer Haut und leichter Blutergussbildung führen.

- **Zahnfleischprobleme:** Ein weiteres charakteristisches Symptom von Vitamin-C-Mangel ist Zahnfleischbluten und -entzündung. In fortgeschrittenen Fällen können die Zähne locker werden und ausfallen.

- **Wundheilungsstörungen:** Da Vitamin C eine entscheidende Rolle bei der Kollagenbildung spielt, kann ein Mangel zu einer schlechten Wundheilung führen.

- **Gelenkschmerzen:** Menschen mit schwerem Vitamin-C-Mangel können auch Gelenkschmerzen und Schwellungen entwickeln, da die Kollagensynthese auch für die Gesundheit der Gelenke wichtig ist.

Spezifische Symptome bei Überdosierung

Obwohl Vitamin C wasserlöslich ist und überschüssige Mengen normalerweise über den Urin ausgeschieden werden, können sehr hohe Dosen zu unerwünschten Nebenwirkungen führen. Die folgenden Symptome können bei einer Überdosierung von Vitamin C auftreten:

- **Magen-Darm-Beschwerden:** Die häufigsten Symptome einer Überdosierung von Vitamin C sind Magen-Darm-Beschwerden wie Durchfall, Übelkeit, Bauchkrämpfe und Blähungen. Diese treten in der Regel bei einer Einnahme von mehr als 2.000 mg pro Tag auf.

- **Nierensteine:** Hohe Dosen von Vitamin C können das Risiko für die Bildung von Nierensteinen erhöhen. Dies liegt daran, dass überschüssiges

Vitamin C im Körper in Oxalat umgewandelt wird, das in den Nieren Kristalle bilden kann.

- **Erhöhte Eisenaufnahme:** Vitamin C erhöht die Eisenaufnahme im Darm. Bei Menschen mit Eisenstoffwechselstörungen wie Hämochromatose kann eine hohe Zufuhr von Vitamin C zu einer übermäßigen Eisenansammlung im Körper und damit verbundenen Schäden führen.

- **Beeinträchtigung der Blutgerinnung:** In seltenen Fällen kann eine sehr hohe Zufuhr von Vitamin C die Blutgerinnung beeinträchtigen, insbesondere bei Menschen, die Blutverdünner einnehmen.

Zusammengefasst ist Vitamin C ein essentielles Vitamin, das für viele Körperfunktionen unerlässlich ist. Ein Mangel kann schwerwiegende gesundheitliche Probleme verursachen, während eine Überdosierung ebenfalls unerwünschte Nebenwirkungen haben kann. Es ist daher wichtig, eine ausgewogene Zufuhr dieses Vitamins sicherzustellen, um die Gesundheit zu erhalten und optimale Körperfunktionen zu gewährleisten.

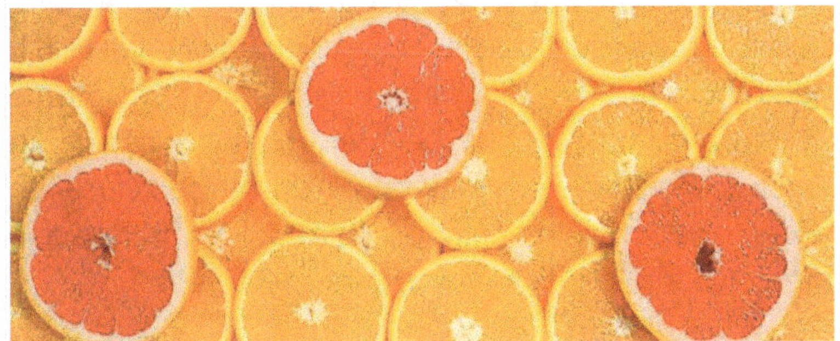

2.2.2 Vitamin B1 (Thiamin)

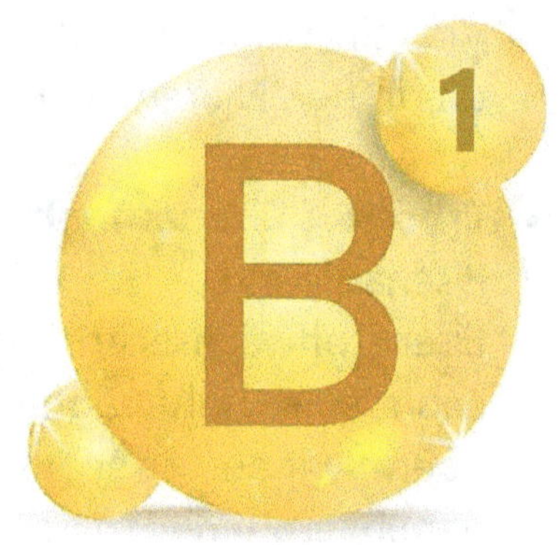

Vitamin B1, auch bekannt als Thiamin, ist ein essenzielles wasserlösliches Vitamin, das eine entscheidende Rolle im Energiestoffwechsel spielt. Es ist notwendig für die Umwandlung von Kohlenhydraten in Energie und unterstützt die Funktion des Nervensystems, der Muskeln und des Herzens. Thiamin ist auch wichtig für die Synthese von Neurotransmittern und die Nervenleitung. Ein Mangel an Vitamin B1 kann zu schwerwiegenden gesundheitlichen Problemen führen, während eine Überdosierung, obwohl selten, ebenfalls unerwünschte Wirkungen haben kann.

Die Geschichte der Entdeckung

Die Entdeckung von Vitamin B1 ist eng mit der Erforschung der Krankheit **Beriberi** verbunden, die im späten 19. und frühen 20. Jahrhundert in Asien weit verbreitet war. Beriberi ist eine Krankheit, die durch neurologische und kardiovaskuläre Symptome gekennzeichnet ist und bei der die Betroffenen an Muskelschwäche, Lähmungen und Herzversagen leiden. Die Krankheit trat vor allem bei Menschen auf, die sich hauptsächlich von poliertem Reis ernährten.

Der niederländische Arzt Christiaan Eijkman war einer der ersten Wissenschaftler, der einen Zusammenhang zwischen der Ernährung und Beriberi herstellte. Er beobachtete, dass Hühner, die mit poliertem Reis gefüttert wurden, ähnliche Symptome entwickelten wie Menschen mit Beriberi. Eijkman stellte fest, dass unpolierter Reis, der die äußere Schicht des Reiskorns (Reiskleie) enthielt, diese Symptome verhinderte. Er schloss daraus, dass in der Reiskleie ein wichtiger Nährstoff vorhanden sein musste.

Die eigentliche Entdeckung von Vitamin B1 gelang jedoch dem polnischen Biochemiker Casimir Funk im Jahr 1912. Funk isolierte die Substanz aus Reiskleie und nannte sie "Vitamine", da er sie als lebenswichtigen Nährstoff (vita) ansah, der stickstoffhaltige Amine enthielt. Funk prägte den Begriff "Vitamin" und legte damit den Grundstein für die moderne Vitaminforschung. Später wurde die Verbindung als Thiamin identifiziert und ihre chemische Struktur aufgeklärt.

Spezifische Symptome bei Mangel

Ein Mangel an Vitamin B1 kann zu einer Reihe von gesundheitlichen Problemen führen, die hauptsächlich das Nervensystem, das Herz und die Muskeln betreffen. Zu den spezifischen Symptomen eines Thiaminmangels gehören:

- **Beriberi:** Dies ist die bekannteste Krankheit, die durch einen schweren Thiaminmangel verursacht wird. Es gibt zwei Hauptformen von Beriberi:

  - **Feuchte Beriberi:** Diese Form betrifft hauptsächlich das Herz-Kreislauf-System und führt zu Symptomen wie Herzinsuffizienz, Ödemen (Schwellungen) und Atemnot.

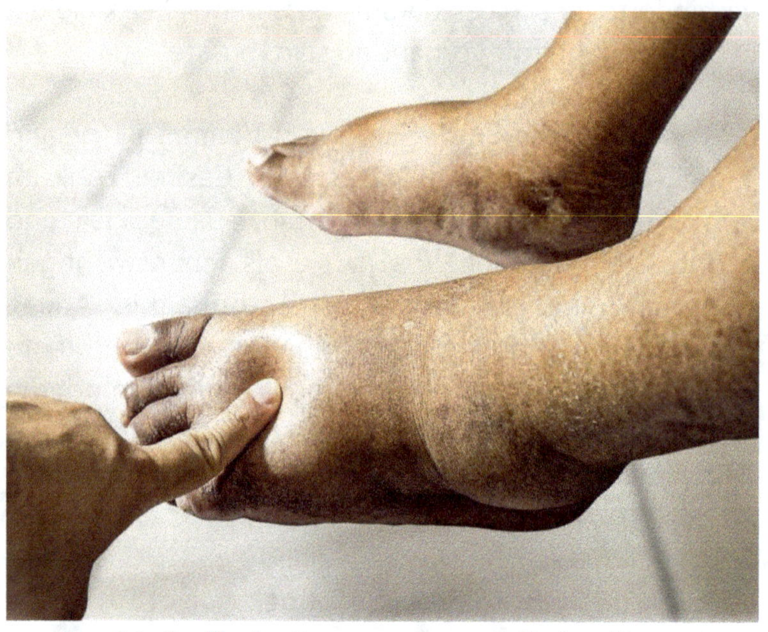

Feuchte Beriberi mit ausgeprägten Fußschwellungen

  - **Trockene Beriberi:** Diese Form betrifft das Nervensystem und führt zu Symptomen wie Muskelschwäche, Taubheitsgefühl, Kribbeln in den Gliedmaßen, Schwierigkeiten beim Gehen und Lähmungen.

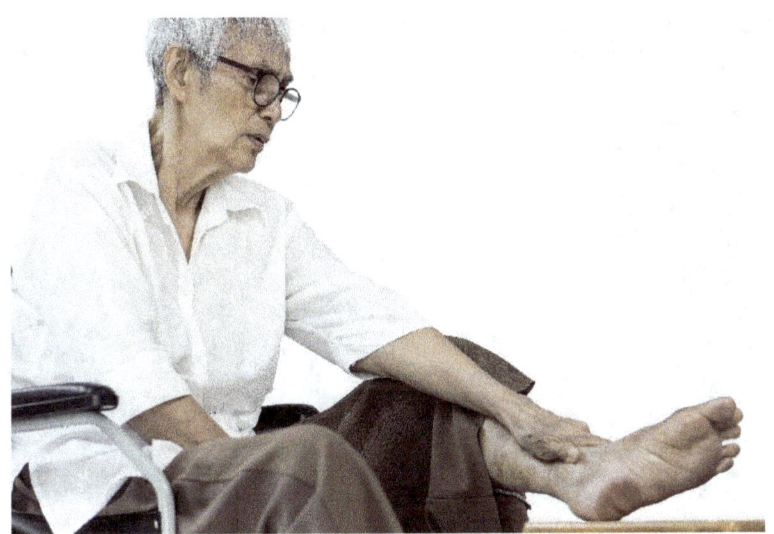

Trockene Beriberi mit Schwäche, Taubheitsgefühl und Kribbeln der Hände und Füße, und später Lähmungen.

- **Wernicke-Korsakoff-Syndrom:** Dieses Syndrom tritt häufig bei Alkoholikern auf, da Alkohol die Aufnahme von Thiamin hemmt und dessen Ausscheidung erhöht. Das Syndrom besteht aus zwei Komponenten:

  o **Wernicke-Enzephalopathie:** Diese Phase ist gekennzeichnet durch Verwirrtheit, Augenbewegungsstörungen, Ataxie (Koordinationsstörungen) und Gedächtnisverlust.

  o **Korsakoff-Psychose:** Diese Phase folgt oft auf die Wernicke-Enzephalopathie und ist durch anhaltende Gedächtnisstörungen, Desorientierung und Konfabulation (Erfinden von Geschichten) gekennzeichnet.

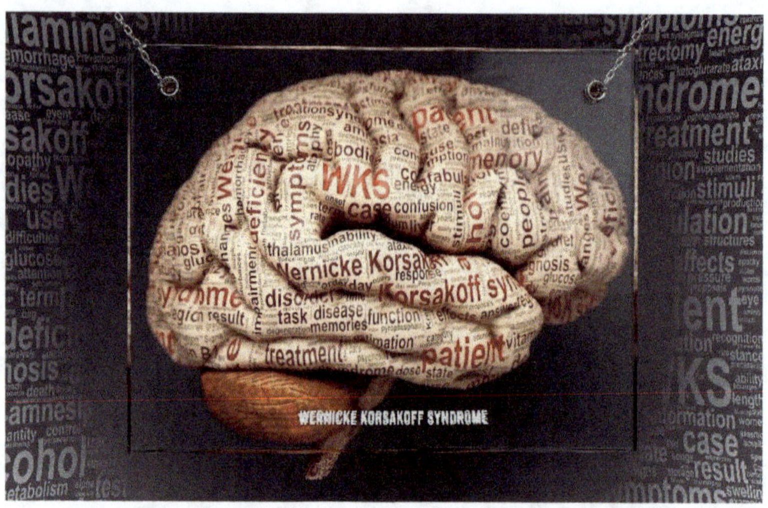

- **Neuropathie:** Ein chronischer Thiaminmangel kann zu Nervenschäden führen, die sich in Form von Taubheitsgefühl, Kribbeln, Brennen und Schmerzen in den Gliedmaßen äußern.

- **Müdigkeit und Reizbarkeit:** Ein leichterer Thiaminmangel kann allgemeine Symptome wie Müdigkeit, Reizbarkeit, Appetitlosigkeit und Konzentrationsschwierigkeiten verursachen.

Spezifische Symptome bei Überdosierung

Eine Überdosierung von Vitamin B1 ist selten, da Thiamin ein wasserlösliches Vitamin ist und überschüssige Mengen in der Regel über den Urin ausgeschieden werden. Dennoch können extrem hohe Dosen, insbesondere durch Injektionen, Nebenwirkungen verursachen. Zu den spezifischen Symptomen einer Thiaminüberdosierung gehören:

- **Allergische Reaktionen:** In seltenen Fällen können hohe Dosen von Thiamin allergische Reaktionen hervorrufen. Zu den Symptomen gehören Hautausschläge, Juckreiz, Schwellungen und Atembeschwerden. In schweren Fällen kann es zu einem anaphylaktischen Schock kommen, der eine sofortige medizinische Behandlung erfordert.
- **Hypotonie (niedriger Blutdruck):** Sehr hohe Dosen von Thiamin, insbesondere wenn es intravenös verabreicht wird, können zu einem vorübergehenden Abfall des Blutdrucks führen. Dies kann Schwindel, und in schweren Fällen Kreislaufkollaps verursachen.
- **Kopfschmerzen und Schwindel:** Einige Personen können bei sehr hohen Dosen von Thiamin über Kopfschmerzen und Schwindel klagen.
- **Magen-Darm-Beschwerden:** Hohe Dosen von oral eingenommenem Thiamin können zu Magen-Darm-Beschwerden wie Übelkeit, Magenkrämpfen und Durchfall führen.

Zusammengefasst ist Vitamin B1 ein lebenswichtiger Nährstoff, der für die Gesundheit und das Wohlbefinden unerlässlich ist. Ein Mangel kann zu schwerwiegenden gesundheitlichen Problemen führen, während eine Überdosierung, obwohl selten, ebenfalls unerwünschte Wirkungen haben kann. Eine ausgewogene Ernährung, die reich an Vitamin B1 ist, ist der Schlüssel zur Aufrecht-erhaltung eines gesunden Vitamin-B1-Spiegels im Körper.

2.2.3 Vitamin B2
(Riboflavin)

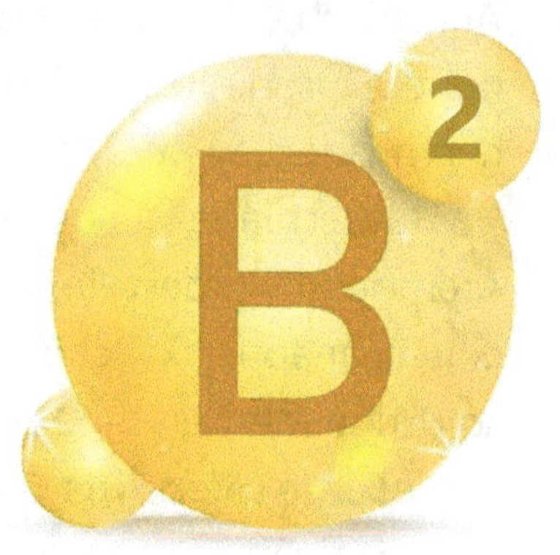

Vitamin B2, auch bekannt als Riboflavin, ist ein wasserlösliches Vitamin, das eine wesentliche Rolle in vielen biochemischen Prozessen im Körper spielt. Es ist entscheidend für den Energiestoffwechsel, die Funktion des Nervensystems und die Erhaltung gesunder Haut und Schleimhäute. Riboflavin wirkt als Cofaktor für verschiedene Enzyme und ist an der Umwandlung von Nahrung in Energie beteiligt. In diesem Abschnitt werden wir die Geschichte der Entdeckung von Vitamin B2, die spezifischen Symptome bei einem Mangel und die Symptome einer Überdosierung besprechen.

Die Geschichte der Entdeckung

Die Entdeckung von Vitamin B2 begann im frühen 20. Jahrhundert, als Wissenschaftler versuchten, die unbekannten Faktoren in der Ernährung zu identifizieren, die für das Wachstum und die Gesundheit notwendig waren. Riboflavin wurde erstmals 1879 von dem britischen Chemiker Alexander Wynter Blyth entdeckt, als er eine fluoreszierende Substanz in Milch und Eiern identifizierte. Diese Substanz wurde zunächst als „Lactochrom" bezeichnet.

Erst in den 1930er Jahren gelang es den Wissenschaftlern, die chemische Struktur von Riboflavin zu identifizieren und seine Bedeutung für die Gesundheit zu erkennen. Paul Gyorgy, ein ungarischer Biochemiker, isolierte und benannte Vitamin B2, als er feststellte, dass es ein wesentlicher Bestandteil des „G"-Komplexes (später als B-Komplex bekannt) war, der für das Wachstum und die Verhinderung von Hauterkrankungen notwendig ist.

Die weitere Forschung zeigte, dass Riboflavin als Cofaktor in verschiedenen enzymatischen Reaktionen dient, insbesondere in den Reaktionen, die für die Produktion von Energie aus Kohlenhydraten, Fetten und Proteinen verantwortlich sind. Diese Entdeckungen legten den Grundstein für das Verständnis der Rolle von Riboflavin in der menschlichen Ernährung und Gesundheit.

Spezifische Symptome bei Mangel

Ein Mangel an Vitamin B2, auch Riboflavinmangel genannt, kann zu einer Vielzahl von Symptomen und gesundheitlichen Problemen führen, da Riboflavin an vielen wichtigen biochemischen Prozessen beteiligt ist. Die häufigsten Symptome eines Riboflavinmangels sind:

- **Ariboflavinose:** Diese Erkrankung ist gekennzeichnet durch Risse und Entzündungen an den Mundwinkeln (**Cheilosis**), schuppige Hautausschläge im Gesicht und Genitalbereich sowie eine entzündete und geschwollene Zunge (Glossitis). Diese Symptome sind oft die ersten Anzeichen eines Riboflavinmangels.

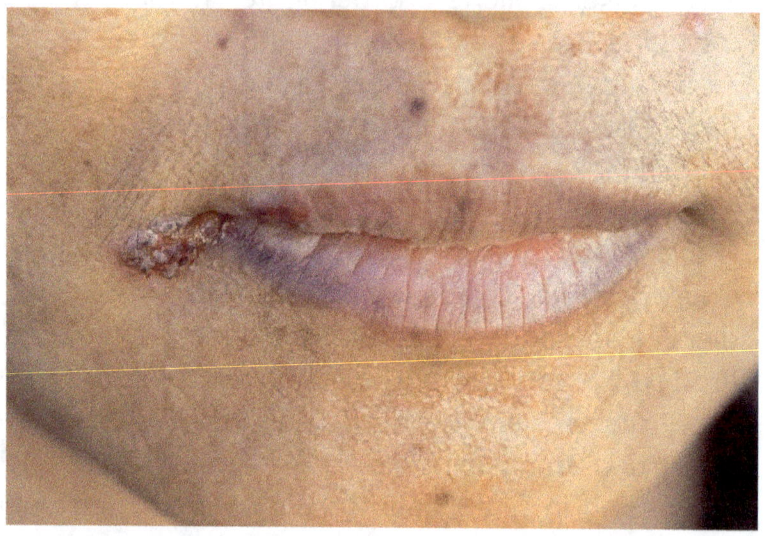

Mundwinkelentzündung (Cheilosis) bei Vitamin-B2-Mangel

- **Augenprobleme:** Riboflavinmangel kann zu lichtempfindlichen Augen, tränenden Augen und einer erhöhten Anfälligkeit für Augeninfektionen führen. In schweren Fällen kann es zu Katarakten (Linsentrübung) kommen.

- **Anämie:** Ein chronischer Mangel an Vitamin B2 kann zu Anämie führen, da Riboflavin für die Produktion von roten Blutkörperchen notwendig ist. Die Symptome einer Anämie umfassen Müdigkeit, Schwäche und Blässe.

- **Neurologische Symptome:** In einigen Fällen kann ein Riboflavinmangel zu neurologischen Problemen wie Taubheitsgefühl und Kribbeln in den Extremitäten führen.

- **Wachstumsstörungen:** Bei Kindern kann ein schwerer Riboflavinmangel zu Wachstumsstörungen und Entwicklungsverzögerungen führen.

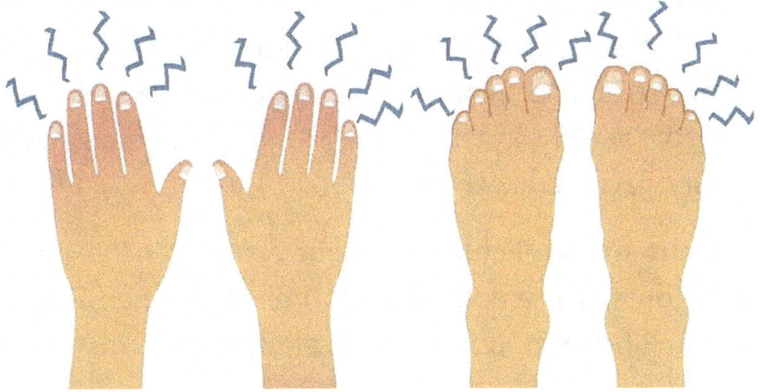

Taubheitsgefühl und Kribbeln in den Extremitäten

Spezifische Symptome bei Überdosierung

Eine Überdosierung von Vitamin B2 ist selten, da Riboflavin wasserlöslich ist und überschüssige Mengen in der Regel über den Urin ausgeschieden werden. Dies bedeutet, dass der Körper nicht in der Lage ist, große Mengen an Riboflavin zu speichern, was das Risiko einer Überdosierung minimiert. Allerdings können sehr hohe Dosen von Riboflavin, insbesondere durch Nahrungsergänzungsmittel, zu bestimmten Nebenwirkungen führen:

- **Harnverfärbung:** Eine der häufigsten und harmlosesten Nebenwirkungen einer hohen Riboflavinzufuhr ist die gelb-orange Färbung des Urins. Dies ist auf die Ausscheidung von überschüssigem Riboflavin zurückzuführen und stellt keine gesundheitliche Gefahr dar.

- **Magen-Darm-Beschwerden:** In seltenen Fällen können hohe Dosen von Riboflavin zu Magen-Darm-Beschwerden wie Übelkeit, Blähungen und Durchfall führen. Diese Symptome sind normalerweise mild und verschwinden, wenn die Einnahme von Riboflavin reduziert wird.

- **Lichtempfindlichkeit:** Es gibt einige Berichte über erhöhte Lichtempfindlichkeit bei sehr hohen Dosen von Riboflavin, obwohl dies selten vorkommt.

Zusammengefasst ist Riboflavin ein essentielles Vitamin, das für viele wichtige Körperfunktionen notwendig ist. Ein Mangel an diesem Vitamin kann zu verschiedenen gesundheitlichen Problemen führen, während eine Überdosierung selten und in der Regel nicht schwerwiegend ist. Eine ausgewogene Ernährung, die reich an Riboflavin-haltigen Lebensmitteln wie Milchprodukten, Eiern, grünem Gemüse und Vollkornprodukten ist, kann helfen, eine ausreichende Versorgung sicherzustellen und sowohl Mangel- als auch Überdosierungssymptome zu vermeiden.

2.2.4 Vitamin B3 (Niacin)

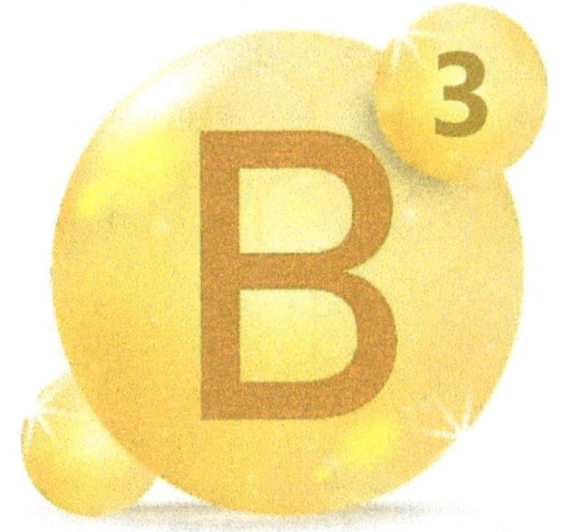

Vitamin B3, auch bekannt als Niacin, ist ein lebenswichtiger Nährstoff, der in zwei Hauptformen vorkommt: Nicotinsäure und Nicotinamid (Niacinamid). Es spielt eine entscheidende Rolle im Energiestoffwechsel, indem es als Coenzym bei der Umwandlung von Nahrung in Energie dient. Niacin ist auch wichtig für die Gesundheit der Haut, des Nervensystems und des Verdauungssystems. In diesem Abschnitt werden wir die faszinierende Geschichte der Entdeckung von Niacin, die spezifischen Symptome eines Mangels sowie die Symptome einer Überdosierung betrachten.

Die Geschichte der Entdeckung

Die Entdeckung von Vitamin B3 ist eng mit der Erforschung der Krankheit **Pellagra** verbunden, die im 18. und 19. Jahrhundert in Europa und Nordamerika weit verbreitet war. Pellagra, charakterisiert durch die "drei D's" - Dermatitis, Diarrhö und Demenz - war besonders unter Bevölkerungen verbreitet, die sich hauptsächlich von Mais ernährten. Damals war die Ursache dieser Krankheit noch unbekannt, und viele glaubten, dass sie durch eine Infektion verursacht wurde.

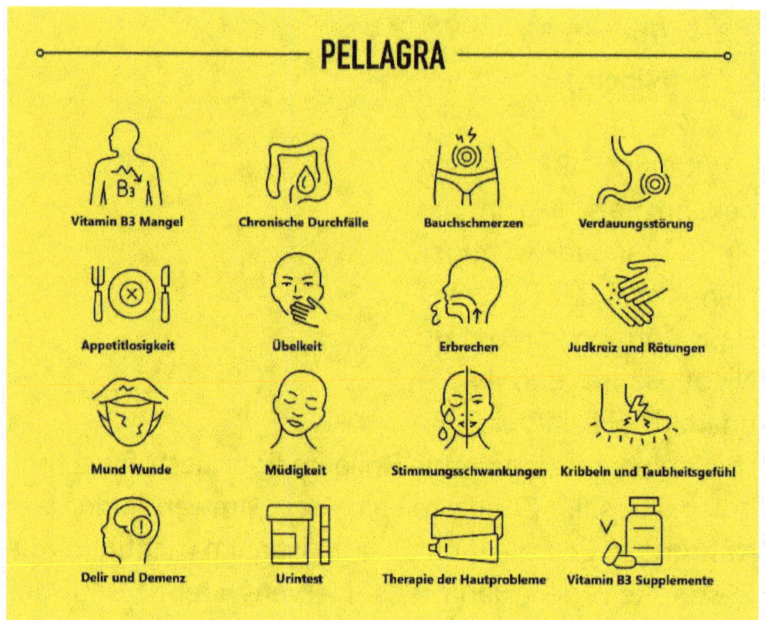

Der Durchbruch in der Erforschung von Niacin kam im frühen 20. Jahrhundert, als der amerikanische Arzt und Biochemiker Joseph Goldberger begann, die Ursachen von Pellagra zu untersuchen. Durch seine Studien in den Südstaaten der USA konnte Goldberger nachweisen, dass Pellagra keine ansteckende Krankheit war, sondern durch eine Mangelernährung verursacht wurde. Er beobachtete, dass Menschen, die eine Diät mit Fleisch, Milch und frischem Gemüse hatten, nicht an Pellagra litten.

In den 1930er Jahren gelang es Conrad Elvehjem und seinen Kollegen, den spezifischen Nährstoff zu identifizieren, der Pellagra verhindern und heilen konnte. Sie entdeckten, dass Nicotinsäure (eine Form von Niacin) das fehlende Vitamin war, das für die

Gesundheit notwendig ist. Diese Entdeckung markierte einen Meilenstein in der Ernährungswissenschaft und führte zur Ergänzung von Niacin in vielen Lebensmitteln, um Pellagra auszurotten.

Spezifische Symptome bei Mangel

Ein Mangel an Vitamin B3 kann schwerwiegende gesundheitliche Probleme verursachen, die oft unter dem Begriff Pellagra zusammengefasst werden. Zu den spezifischen Symptomen eines Niacinmangels gehören:

- **Dermatitis:** Eine der charakteristischsten Manifestationen von Pellagra ist eine raue, schuppige Haut, die sich besonders an sonnenexponierten Stellen wie Händen, Armen, Gesicht und Hals entwickelt. Diese Hautveränderungen können schmerzhaft sein und zu Rissen und Infektionen führen.

- **Diarrhö:** Ein weiterer wichtiger Aspekt von Pellagra ist chronischer Durchfall, der zu Dehydration und Nährstoffmangel führt. Dies kann den allgemeinen Gesundheitszustand erheblich verschlechtern.

- **Demenz:** Ein fortgeschrittener Niacinmangel kann das zentrale Nervensystem beeinträchtigen und zu kognitiven Störungen führen, darunter Gedächtnisverlust, Verwirrtheit und Wahnvorstellungen. Diese neurologischen Symptome sind oft schwerwiegend und können ohne Behandlung irreversibel sein.

- **Glossitis und Stomatitis:** Entzündungen der Zunge (Glossitis) und der Mundschleimhaut (Stomatitis) sind ebenfalls häufige Symptome eines Niacinmangels. Diese Entzündungen können schmerzhaft sein und das Essen und Sprechen erschweren.

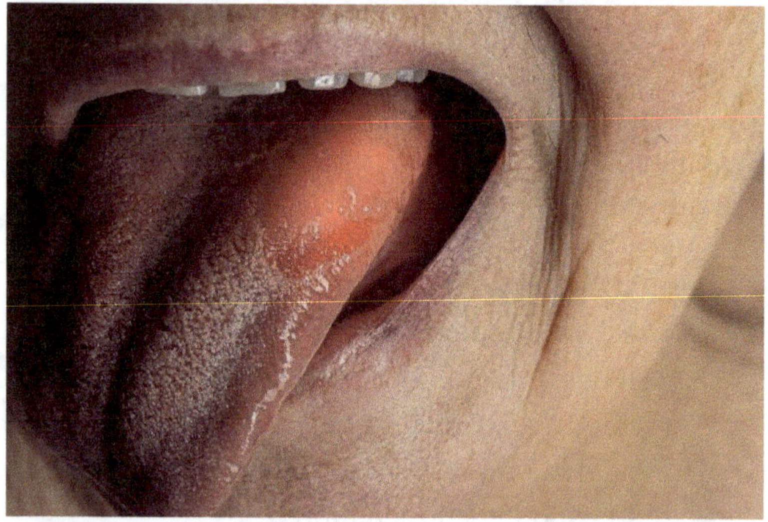

Entzündung der Zunge (Glossitis) bei Vitamin-B3-Mangel

- **Müdigkeit und Schwäche:** Ein allgemeiner Energiemangel kann ebenfalls ein Zeichen für einen Niacinmangel sein, da das Vitamin eine Schlüsselrolle im Energiestoffwechsel spielt.

Die Behandlung eines Niacinmangels umfasst die Verabreichung von Niacinergänzungen und die Anpassung der Ernährung, um sicherzustellen, dass ausreichend Niacin und andere essenzielle Nährstoffe aufgenommen werden.

Spezifische Symptome bei Überdosierung

Während eine Überdosierung von wasserlöslichen Vitaminen selten ist, können sehr hohe Dosen von Niacin, insbesondere durch Nahrungsergänzungsmittel, toxische Wirkungen haben. Zu den spezifischen Symptomen einer Niacinüberdosierung gehören:

- **Hautrötungen und Juckreiz:** Ein häufiges und sofortiges Symptom einer hohen Niacindosis ist das sogenannte "Niacin-Flush". Dies äußert sich in Hautrötungen, Hitzegefühl und Juckreiz, insbesondere im Gesicht, am Hals und an den Armen. Diese Reaktion wird durch die Erweiterung der Blutgefäße verursacht und kann unangenehm sein, ist aber in der Regel harmlos.

- **Magen-Darm-Beschwerden:** Hohe Dosen von Niacin können zu Magenbeschwerden, Übelkeit, Erbrechen und Durchfall führen. Diese Symptome können kurzfristig sehr unangenehm sein und die Lebensqualität beeinträchtigen.

- **Leberschäden:** Eine langfristige Einnahme sehr hoher Dosen von Niacin kann die Leber belasten und zu Leberschäden führen. Dies kann sich in erhöhten Leberenzymwerten und in schweren Fällen in einer Hepatitis manifestieren.

- **Insulinresistenz und Blutzuckerprobleme:** Hohe Dosen von Niacin können den Blutzuckerspiegel beeinflussen und bei anfälligen Personen zur Insulinresistenz beitragen. Dies ist besonders relevant für Menschen mit Diabetes oder einem erhöhten Risiko für diese Erkrankung.

- **Gicht:** Niacin in hohen Dosen kann die Ausscheidung von Harnsäure beeinträchtigen, was das Risiko für Gichtanfälle erhöht. Gicht ist eine schmerzhafte Gelenkerkrankung, die durch die Ablagerung von Harnsäurekristallen in den Gelenken verursacht wird.

Um diese Risiken zu vermeiden, sollten Niacinergänzungen nur nach Rücksprache mit einem Arzt und in den empfohlenen Dosen eingenommen werden. Eine ausgewogene Ernährung, die natürliche Quellen von Niacin enthält, ist in der Regel ausreichend, um den täglichen Bedarf zu decken und die Gesundheit zu fördern.

Zusammenfassend lässt sich sagen, dass Vitamin B3 eine entscheidende Rolle in vielen lebenswichtigen Prozessen spielt, aber sowohl ein Mangel als auch eine Überdosierung schwerwiegende gesundheitliche Probleme verursachen können. Eine bewusste und ausgewogene Zufuhr ist daher essenziell für die Aufrechterhaltung einer guten Gesundheit.

2.2.5 Vitamin B5 (Pantothensäure)

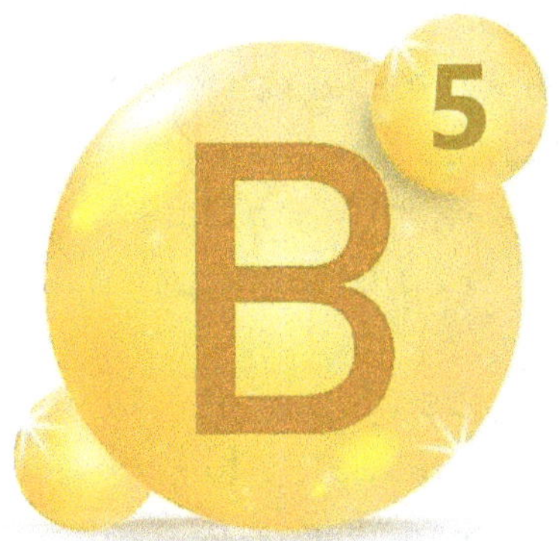

Vitamin B5, auch bekannt als Pantothensäure, ist ein essentielles wasserlösliches Vitamin, das für zahlreiche physiologische Funktionen im Körper unerlässlich ist. Es spielt eine zentrale Rolle im Energiestoffwechsel und ist ein wesentlicher Bestandteil von Coenzym A, das an der Synthese und dem Abbau von Fettsäuren beteiligt ist. Vitamin B5 unterstützt auch die Produktion von Hormonen und Neurotransmittern, was es zu einem wichtigen Nährstoff für die allgemeine Gesundheit macht. In diesem Abschnitt werden wir die Geschichte der Entdeckung von Vitamin B5, die spezifischen Symptome eines Mangels und die möglichen Symptome einer Überdosierung näher betrachten.

Die Geschichte der Entdeckung

Die Entdeckung von Vitamin B5 geht auf die 1930er Jahre zurück, als der amerikanische Biochemiker Roger J. Williams und seine Kollegen dieses Vitamin isolierten. Williams führte Experimente durch, um die Nährstoffbedürfnisse von Hefen und anderen Mikroorganismen zu bestimmen. Während dieser Untersuchungen entdeckte er eine Substanz, die für das

Wachstum der Hefezellen erforderlich war, und nannte sie Pantothensäure, abgeleitet vom griechischen Wort "pantos", was "überall" bedeutet. Dies spiegelt wider, dass Pantothensäure in fast allen Nahrungsmitteln vorkommt, wenn auch in unterschiedlichen Mengen.

In den folgenden Jahren wurde die Bedeutung von Pantothensäure für die menschliche Gesundheit weiter erforscht. Wissenschaftler fanden heraus, dass dieses Vitamin ein Bestandteil von Coenzym A ist, einem Coenzym, das an vielen lebenswichtigen biochemischen Reaktionen beteiligt ist. Diese Entdeckung unterstrich die essentielle Rolle von Vitamin B5 im Energiestoffwechsel und der Synthese von Fettsäuren, Hormonen und Neurotransmittern.

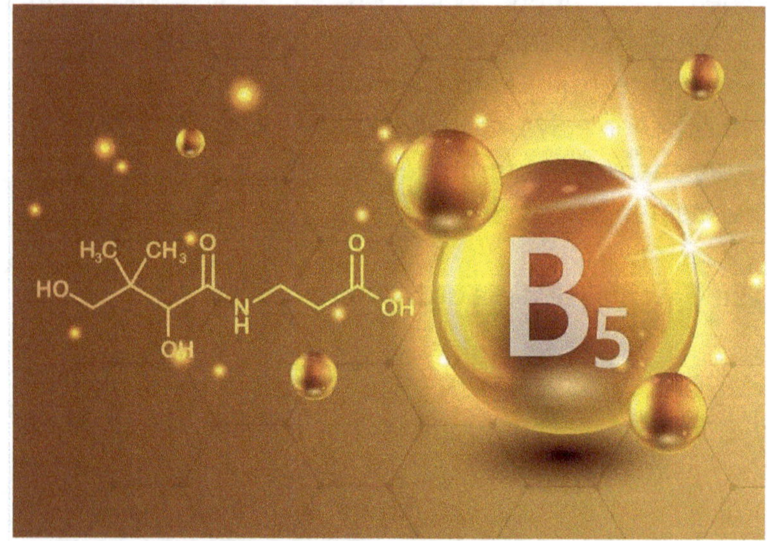

Chemische Molekül von Vitamin B5

Spezifische Symptome bei Mangel

Ein Mangel an Vitamin B5 ist selten, da Pantothensäure in einer Vielzahl von Lebensmitteln vorkommt. Wenn jedoch ein Mangel auftritt, kann dies zu einer Reihe von gesundheitlichen Problemen führen:

- **Müdigkeit und Schwäche:** Da Pantothensäure für die Energieproduktion unerlässlich ist, kann ein Mangel zu allgemeiner Erschöpfung und Schwäche führen.

- **Neurologische Symptome:** Ein Mangel kann zu Symptomen wie Kopfschmerzen, Reizbarkeit, Konzentrationsschwierigkeiten und Taubheitsgefühlen in den Extremitäten führen.

- **Verdauungsprobleme:** Ein Mangel an Pantothensäure kann Verdauungsstörungen wie Magenschmerzen, Übelkeit und Erbrechen verursachen.

- **Hypoglykämie:** Pantothensäure ist an der Regulation des Blutzuckerspiegels beteiligt. Ein Mangel kann daher zu niedrigen Blutzuckerspiegeln und Hypoglykämiesymptomen wie Zittern, Schweißausbrüchen und Schwindel führen.

- **Hautprobleme:** Trockene, schuppige Haut und Dermatitis können ebenfalls auf einen Mangel an Vitamin B5 hinweisen.

Langfristig kann ein schwerer Mangel an Pantothensäure zu ernsteren Gesundheitsproblemen führen, einschließlich Nerven- und Muskelschäden, die die Lebensqualität erheblich beeinträchtigen können.

Spezifische Symptome bei Überdosierung

Pantothensäure ist ein wasserlösliches Vitamin, und überschüssige Mengen werden in der Regel über den Urin ausgeschieden. Daher sind Fälle von Überdosierung selten und treten meist nur bei extrem hoher Einnahme von Nahrungsergänzungsmitteln auf. Dennoch können hohe Dosen von Vitamin B5 einige unerwünschte Nebenwirkungen verursachen:

- **Magen-Darm-Beschwerden:** Die häufigsten Symptome einer Überdosierung sind Durchfall und Magenkrämpfe. Diese Beschwerden treten in der Regel bei der Einnahme von sehr hohen Dosen von Pantothensäure auf, weit über den empfohlenen Tagesdosen.

- **Flushing:** In seltenen Fällen kann eine hohe Zufuhr von Pantothensäure Hautrötungen und ein Hitzegefühl im Gesicht und am Körper verursachen. Dies ähnelt den Symptomen, die bei einer Überdosierung von Niacin (Vitamin B3) auftreten können.

- **Elektrolyt-Ungleichgewicht:** Extreme Überdosierungen können theoretisch zu einem

Ungleichgewicht der Elektrolyte im Körper führen, was sich auf die Herzfunktion und den Blutdruck auswirken kann. Dies ist jedoch sehr selten und tritt normalerweise nur bei extremen Missbrauch von Nahrungsergänzungsmitteln auf.

Insgesamt ist Pantothensäure ein sicherer Nährstoff, und eine übermäßige Aufnahme durch die normale Ernährung ist unwahrscheinlich. Es ist jedoch wichtig, Nahrungsergänzungsmittel gemäß den empfohlenen Dosierungen einzunehmen und einen Arzt zu konsultieren, bevor hohe Dosen von Vitaminen eingenommen werden, insbesondere bei bestehenden Gesundheitsproblemen oder der Einnahme anderer Medikamente.

Zusammenfassend lässt sich sagen, dass Vitamin B5 ein essentieller Nährstoff mit vielen wichtigen Funktionen im Körper ist. Ein Mangel kann zu einer Vielzahl von gesundheitlichen Problemen führen, während eine Überdosierung selten ist und in der Regel nur bei extrem hoher Supplementierung auftritt. Eine ausgewogene Ernährung, die reich an pantothensäurehaltigen Lebensmitteln ist, kann helfen, einen gesunden Vitamin-B5-Spiegel aufrechtzuerhalten und die Gesundheit zu fördern.

2.2.6 Vitamin B6 (Pyridoxin)

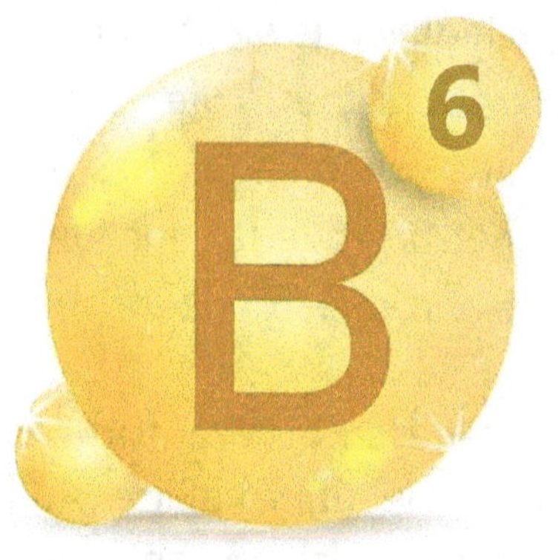

Vitamin B6, auch bekannt als Pyridoxin, ist ein wasserlösliches Vitamin, das eine zentrale Rolle in zahlreichen physiologischen Prozessen spielt. Es ist essenziell für den Protein- und Aminosäurenstoffwechsel, die Funktion des Nervensystems und die Bildung von Neurotransmittern. Vitamin B6 trägt auch zur Produktion von Hämoglobin und Antikörpern bei, die für ein gesundes Immunsystem notwendig sind. In diesem Abschnitt werden wir die Geschichte der Entdeckung von Vitamin B6, die spezifischen Symptome bei Mangel und die spezifischen Symptome bei Überdosierung untersuchen.

Die Geschichte der Entdeckung

Die Geschichte der Entdeckung von Vitamin B6 beginnt in den 1930er Jahren, als der ungarische Wissenschaftler Paul Gyorgy eine Substanz entdeckte, die das Wachstum und die Gesundheit von Ratten förderte. Diese Substanz wurde zunächst als „Vitamin B6" bezeichnet. Gyorgy fand heraus, dass ein Mangel an dieser Substanz zu Hauterkrankungen bei Ratten führte, ähnlich wie Pellagra beim Menschen, das durch einen Mangel an Niacin (Vitamin B3) verursacht wird.

Im Jahr 1938 isolierten die Wissenschaftler Samuel Lepkovsky und andere die kristalline Form von Vitamin B6 aus Reiskleie. Ein Jahr später, 1939, identifizierte Gyorgy zusammen mit Lepkovsky und Harris die chemische Struktur von Vitamin B6 als Pyridoxin. Die Entdeckung und Isolierung dieses Vitamins waren entscheidend für das Verständnis seiner Bedeutung im menschlichen Stoffwechsel und seiner Rolle in verschiedenen biochemischen Prozessen.

Spezifische Symptome bei Mangel

Ein Mangel an Vitamin B6 kann eine Vielzahl von Symptomen verursachen, da es an vielen kritischen Funktionen im Körper beteiligt ist. Zu den häufigsten Symptomen eines Vitamin-B6-Mangels gehören:

- **Dermatitis:** Ein häufiges Anzeichen für einen Mangel ist eine schuppige Hautentzündung, die als seborrhoische Dermatitis bekannt ist. Diese tritt oft im Gesicht, auf der Kopfhaut, am Hals und an den Schultern auf.

- **Anämie:** Vitamin B6 ist wichtig für die Hämoglobinproduktion. Ein Mangel kann zu mikrozytärer Anämie führen, bei der die roten Blutkörperchen kleiner als normal sind und weniger Sauerstoff transportieren können. Dies verursacht Symptome wie Müdigkeit, Schwäche und Blässe.

- **Neurologische Symptome:** Ein Mangel an Vitamin B6 kann zu Reizbarkeit, Depressionen, Verwirrung und Krampfanfällen führen. Diese Symptome resultieren aus der Rolle von Vitamin B6 bei der Synthese von Neurotransmittern wie Serotonin, Dopamin und GABA.

- **Geschwächtes Immunsystem:** Ein unzureichender Vitamin-B6-Spiegel kann die Immunfunktion beeinträchtigen, was zu einer erhöhten Anfälligkeit für Infektionen führt.

- **Mund- und Zungenentzündungen:** Ein Mangel kann auch zu Glossitis (Entzündung der Zunge), Rissen in den Mundwinkeln und Stomatitis (Entzündung der Mundschleimhaut) führen.

Personen mit bestimmten gesundheitlichen Bedingungen, wie Nierenversagen, Zöliakie, rheumatoider Arthritis oder **Alkoholismus**, haben ein erhöhtes Risiko für einen Vitamin-B6-Mangel. Auch die Einnahme bestimmter Medikamente, wie Antiepileptika und einige Antibabypillen, kann den Vitamin-B6-Spiegel senken.

Spezifische Symptome bei Überdosierung

Obwohl Vitamin B6 ein wasserlösliches Vitamin ist und überschüssige Mengen normalerweise über den Urin ausgeschieden werden, kann eine übermäßige Zufuhr, insbesondere durch hochdosierte

Nahrungsergänzungsmittel, toxische Wirkungen haben. Die Symptome einer Vitamin-B6-Überdosierung umfassen:

- **Neuropathie:** Ein Hauptsymptom einer chronischen Überdosierung ist die periphere Neuropathie, die durch Nervenschäden verursacht wird. Dies führt zu Symptomen wie Taubheitsgefühl, Kribbeln und Brennen in den Händen und Füßen. In schweren Fällen kann es zu einer Koordinationsstörung und Schwierigkeiten beim Gehen kommen.

- **Hautreaktionen:** Hohe Dosen von Vitamin B6 können Hautausschläge und Photosensitivität verursachen, bei der die Haut empfindlicher auf Sonnenlicht reagiert.

- **Magen-Darm-Beschwerden:** Übermäßige Einnahme kann Übelkeit, Bauchschmerzen und Appetitlosigkeit verursachen.

- **Empfindlichkeitsstörungen:** Langfristig hohe Dosen von Vitamin B6 können zu einer verminderten Sensibilität gegenüber Schmerzen und Temperatur führen.

Es ist wichtig zu beachten, dass die toxischen Wirkungen von Vitamin B6 normalerweise nur bei sehr hohen Dosierungen auftreten, die weit über den empfohlenen täglichen Bedarf hinausgehen. Die tolerierbare obere Aufnahmegrenze für Erwachsene beträgt 100 Milligramm pro Tag. Eine bewusste und kontrollierte Einnahme von Vitamin B6-Präparaten ist daher entscheidend, um das Risiko einer Überdosierung zu vermeiden.

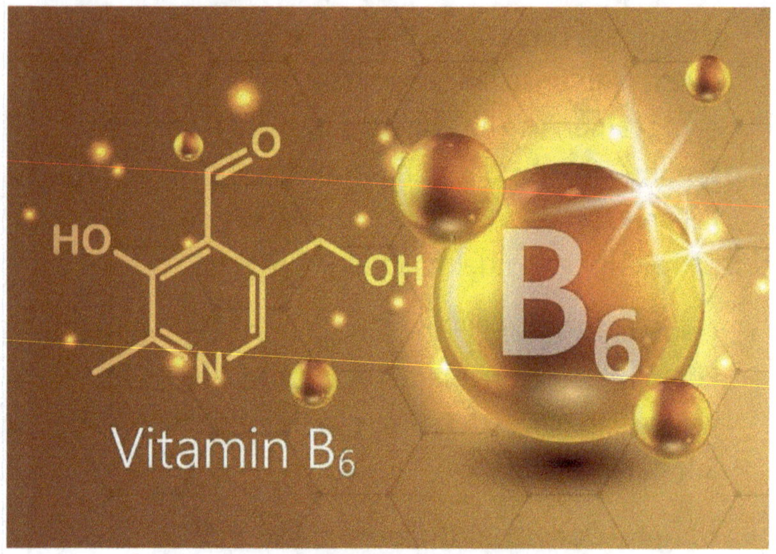

Chemische Molekül von Vitamin B6

Zusammenfassend lässt sich sagen, dass Vitamin B6 ein unverzichtbarer Nährstoff für viele körperliche Funktionen ist. Sowohl ein Mangel als auch eine Überdosierung können schwerwiegende gesundheitliche Probleme verursachen. Eine ausgewogene Ernährung, die reich an Vitamin-B6-Quellen wie Geflügel, Fisch, Kartoffeln, Bananen und Vollkornprodukten ist, kann helfen, den notwendigen Bedarf zu decken und das Wohlbefinden zu fördern.

2.2.7 Vitamin B7 (Biotin)

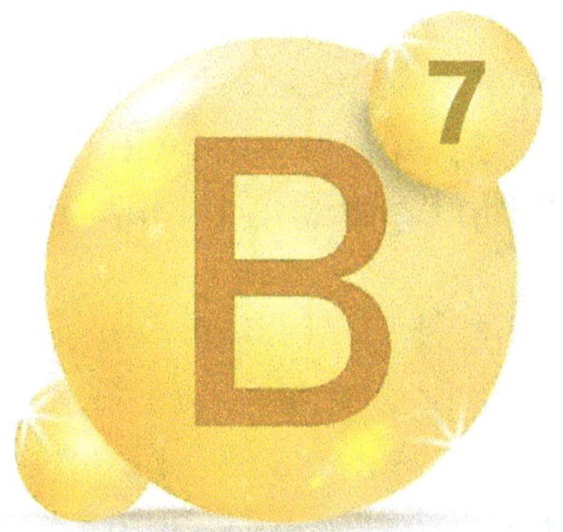

Vitamin B7, auch bekannt als Biotin, ist ein wasserlösliches Vitamin, das für zahlreiche Stoffwechselprozesse im Körper unverzichtbar ist. Es spielt eine entscheidende Rolle bei der Umwandlung von Nahrung in Energie, indem es als Cofaktor für Enzyme fungiert, die an der Fett-, Kohlenhydrat- und Proteinverdauung beteiligt sind. Darüber hinaus ist Biotin wichtig für die Gesundheit von Haut, Haaren und Nägeln. Ein Mangel an Biotin ist relativ selten, da es in vielen Lebensmitteln vorkommt und auch von den Darmbakterien synthetisiert wird. Dennoch können bestimmte Bedingungen zu einem Mangel führen, und eine übermäßige Zufuhr kann ebenfalls gesundheitliche Probleme verursachen.

Die Geschichte der Entdeckung

Die Entdeckung von Biotin ist eine interessante Geschichte, die bis ins frühe 20. Jahrhundert zurückreicht. In den 1920er Jahren bemerkten Forscher, dass Tiere, die mit rohem Eiklar gefüttert wurden, Symptome wie Haarausfall, Hautentzündungen und Wachstumsverzögerungen entwickelten. Diese Beobachtungen führten zu der Hypothese, dass das

Eiklar einen Stoff enthält, der die Aufnahme eines lebenswichtigen Nährstoffs verhindert. Dieser Stoff wurde später als Avidin identifiziert, ein Protein, das Biotin bindet und seine Absorption im Darm blockiert.

In den 1930er Jahren isolierte der ungarische Wissenschaftler Paul Gyorgy einen Wachstumsfaktor, den er "Vitamin H" nannte (nach dem deutschen Wort "Haut" für Haut), aufgrund seiner Bedeutung für die Hautgesundheit. Später stellte sich heraus, dass Vitamin H und das in Eiklar enthaltene Biotin ein und dasselbe sind. Die endgültige Struktur von Biotin wurde in den 1940er Jahren aufgeklärt, und es wurde als Vitamin B7 klassifiziert. Diese Entdeckung war bahnbrechend für das Verständnis der Rolle von Vitaminen in der Ernährung und der Bedeutung von Biotin für die Gesundheit.

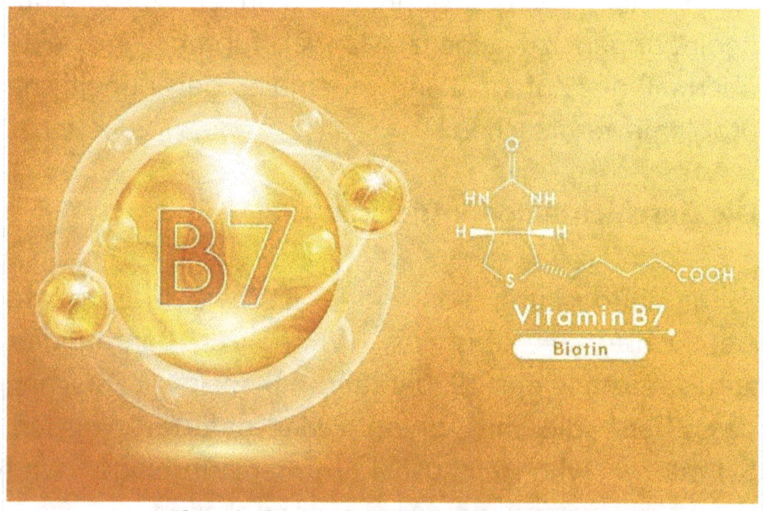

Chemische Molekül von Vitamin B7

Spezifische Symptome bei Mangel

Ein Biotinmangel ist zwar selten, kann aber erhebliche gesundheitliche Probleme verursachen, wenn er auftritt. Zu den Hauptursachen eines Biotinmangels gehören genetische Störungen wie **Biotinidase-Mangel**, langfristige Einnahme von rohem Eiklar, bestimmte Medikamente und Ernährungsstörungen. Hier sind die spezifischen Symptome eines Biotinmangels:

- **Hautprobleme:** Eines der häufigsten Symptome eines Biotinmangels sind Hautprobleme wie Dermatitis, Hautausschläge und trockene, schuppige Haut. Diese Symptome treten oft um die Augen, Nase und den Mund auf.

- **Haarausfall:** Ein weiteres typisches Zeichen ist der Verlust von Haaren, einschließlich Augenbrauen und Wimpern. Der Haarausfall kann von leicht bis schwer variieren und zu erheblichen ästhetischen und psychologischen Belastungen führen.

- **Nagelprobleme:** Brüchige und spröde Nägel sind ebenfalls ein häufiges Symptom eines Biotinmangels. Die Nägel können sich leicht spalten und abbrechen.

- **Neurologische Symptome:** Biotinmangel kann auch neurologische Symptome wie Depressionen,

Lethargie, Halluzinationen und Taubheitsgefühle oder Kribbeln in den Extremitäten verursachen.

- **Muskelschmerzen:** Einige Menschen mit Biotinmangel berichten über Muskelschmerzen und -schwäche, die ihre körperliche Leistungsfähigkeit beeinträchtigen können.

Spezifische Symptome bei Überdosierung

Da Biotin ein wasserlösliches Vitamin ist, wird überschüssiges Biotin normalerweise über den Urin ausgeschieden, was das Risiko einer Überdosierung verringert. Es gibt keine bekannten Fälle von Biotinvergiftung, und hohe Dosen, die über Nahrungsergänzungsmittel eingenommen werden, gelten im Allgemeinen als sicher. Dennoch können extrem hohe Dosen von Biotin potenzielle gesundheitliche Auswirkungen haben:

- **Hautreaktionen:** In seltenen Fällen können hohe Dosen von Biotin zu Hautausschlägen oder Akne führen. Diese Reaktionen sind jedoch selten und normalerweise mild.

- **Laboruntersuchungen:** Eine der bekanntesten Nebenwirkungen einer hohen Biotinaufnahme ist ihre Fähigkeit, Laboruntersuchungen zu beeinflussen. Hohe Biotinspiegel können die Ergebnisse bestimmter Bluttests verfälschen, insbesondere solche, die auf biotinylierte Antikörper angewiesen sind. Dies kann zu falschen Diagnosen führen, insbesondere bei Tests für Schilddrüsenfunktion, Herzmarker und Hormonspiegel.

- **Wechselwirkungen mit Medikamenten:** Obwohl selten, kann Biotin in sehr hohen Dosen mit bestimmten Medikamenten interagieren und deren Wirksamkeit beeinflussen. Dies ist besonders relevant für Menschen, die Medikamente zur Behandlung von Herz-Kreislauf-Erkrankungen oder zur Regulierung des Blutzuckerspiegels einnehmen.

Insgesamt ist Biotin ein sicherer und essenzieller Nährstoff, dessen regelmäßige Aufnahme für die Gesundheit unerlässlich ist. Ein Mangel kann schwerwiegende gesundheitliche Folgen haben, während eine Überdosierung, obwohl selten, potenziell problematisch sein kann. Daher ist es wichtig, eine ausgewogene Ernährung zu haben und Nahrungsergänzungsmittel verantwortungsvoll zu verwenden, um die optimale Gesundheit zu gewährleisten.

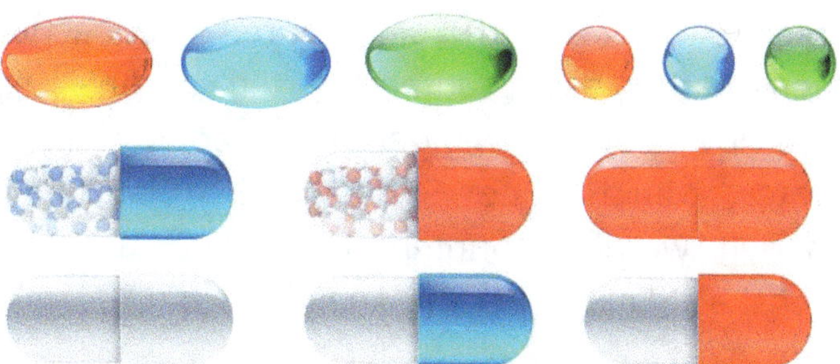

2.2.8 Vitamin B9 (Folsäure)

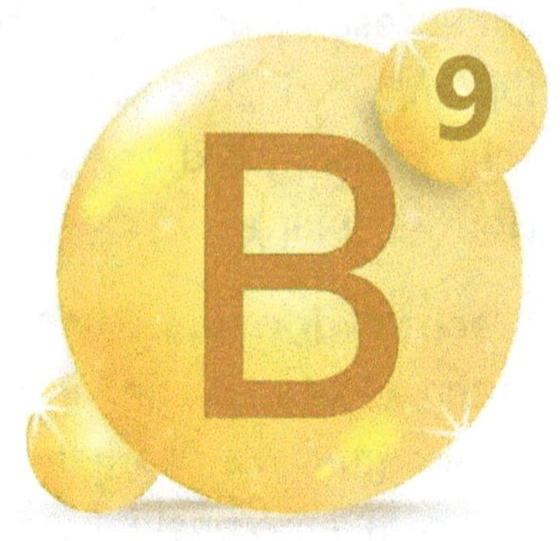

Vitamin B9, besser bekannt als Folsäure, ist ein essentielles wasserlösliches Vitamin, das für zahlreiche Körperfunktionen unverzichtbar ist. Es spielt eine entscheidende Rolle bei der DNA-Synthese, der Zellteilung und der Produktion roter Blutkörperchen. Folsäure ist besonders wichtig während der Schwangerschaft, da sie zur richtigen Entwicklung des Fötus beiträgt und das Risiko von Geburtsfehlern verringert. In diesem Abschnitt werden wir die Geschichte der Entdeckung von Folsäure, die spezifischen Symptome eines Mangels und die möglichen Symptome einer Überdosierung beleuchten.

Die Geschichte der Entdeckung

Die Entdeckung von Folsäure ist eine interessante Geschichte, die sich über mehrere Jahrzehnte erstreckte. In den 1930er Jahren beobachteten Wissenschaftler, dass bestimmte Arten von Anämie, die insbesondere bei schwangeren Frauen und Kindern auftraten, durch eine Substanz in Blattgemüsen behandelt werden konnten. Diese Substanz wurde zunächst als „Faktor, der die Anämie heilt" bezeichnet.

Im Jahr 1941 gelang es den Forschern Lucy Wills und Yellapragada Subbarow, die Substanz aus Spinatblättern zu isolieren. Sie nannten sie „Folsäure", abgeleitet von „folium", dem lateinischen Wort für Blatt. Diese Entdeckung markierte einen bedeutenden Fortschritt in der Ernährungswissenschaft und öffnete die Tür zu weiteren Untersuchungen über die Rolle von Folsäure im menschlichen Körper.

Erst in den 1950er Jahren wurde die chemische Struktur von Folsäure vollständig aufgeklärt, und Wissenschaftler begannen, ihre vielfältigen Funktionen im Körper besser zu verstehen. Heute wissen wir, dass Folsäure für die DNA-Synthese und Zellteilung unerlässlich ist und eine wichtige Rolle bei der Prävention bestimmter Geburtsfehler spielt.

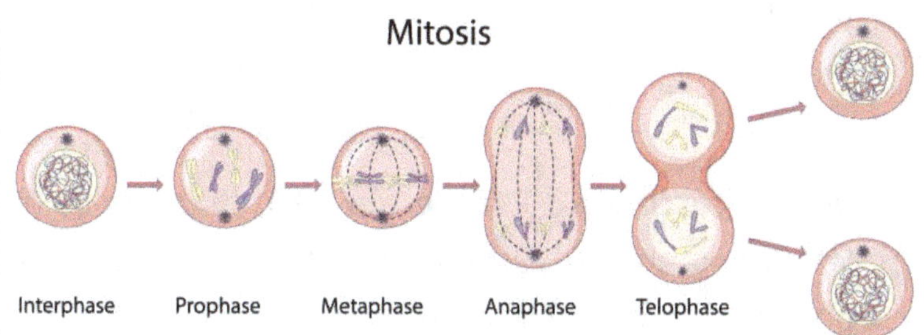

Prozess der DNY-Synthese und Zellteilung (Mitose)

Spezifische Symptome bei Mangel

Ein Mangel an Folsäure kann schwerwiegende gesundheitliche Auswirkungen haben, da dieses

Vitamin an vielen grundlegenden biologischen Prozessen beteiligt ist. Die häufigsten Symptome und Gesundheitsprobleme, die durch einen Folsäuremangel verursacht werden, sind:

- **Megaloblastäre Anämie:** Eine der bekanntesten Folgen eines Folsäuremangels ist die megaloblastäre Anämie, eine Erkrankung, bei der die roten Blutkörperchen abnorm groß und unreif sind. Diese Anämie führt zu Symptomen wie Müdigkeit, Schwäche, Atemnot und Blässe.

- **Geburtsfehler:** Folsäuremangel während der Schwangerschaft erhöht das Risiko für Neuralrohrdefekte wie Spina bifida und Anenzephalie beim Fötus. Diese schweren Geburtsfehler entstehen, wenn sich das Neuralrohr, aus dem sich Gehirn und Rückenmark entwickeln, nicht richtig schließt.

- **Gastrointestinale Probleme:** Ein Mangel an Folsäure kann zu Verdauungsstörungen, Durchfall und Gewichtsverlust führen.

- **Neurologische Symptome:** Folsäuremangel kann auch neurologische Probleme wie Reizbarkeit, Vergesslichkeit und Konzentrationsstörungen verursachen.

- **Erhöhtes Risiko für Herz-Kreislauf-Erkrankungen:** Ein niedriger Folsäurespiegel kann zu erhöhten

Homocysteinwerten im Blut führen, was das Risiko für Herz-Kreislauf-Erkrankungen erhöht.

Spezifische Symptome bei Überdosierung

Obwohl Folsäure ein lebensnotwendiges Vitamin ist, kann eine übermäßige Zufuhr ebenfalls gesundheitliche Probleme verursachen. Es ist jedoch schwierig, eine Folsäureüberdosierung allein durch den Verzehr von natürlichen Lebensmitteln zu erreichen; das Risiko besteht hauptsächlich durch die übermäßige Einnahme von Nahrungsergänzungsmitteln.

- **Maskierung eines Vitamin-B12-Mangels:** Eine der schwerwiegendsten Folgen einer übermäßigen Folsäurezufuhr ist die Möglichkeit, einen Vitamin-B12-Mangel zu maskieren. Hohe Dosen von Folsäure können die Anämiesymptome eines Vitamin-B12-Mangels verdecken, während die neurologischen Schäden fortschreiten, was zu irreversiblen Schäden führen kann.

- **Erhöhtes Risiko für bestimmte Krebsarten:** Einige Studien haben vorgeschlagen, dass sehr hohe Dosen von Folsäure das Risiko für die Entwicklung bestimmter Krebsarten, wie Darmkrebs, erhöhen könnten. Dies ist jedoch ein kontroverses Thema und bedarf weiterer Forschung.

- **Allergische Reaktionen:** In seltenen Fällen können hohe Dosen von Folsäure allergische Reaktionen hervorrufen, die sich in Hautausschlägen, Juckreiz und Atembeschwerden äußern können.

- **Gastrointestinale Beschwerden:** Übermäßige Folsäurezufuhr kann zu Magen-Darm-Beschwerden wie Übelkeit, Blähungen und Bauchschmerzen führen.

Zusammenfassend lässt sich sagen, dass Folsäure ein essenzielles Vitamin mit weitreichenden gesundheitlichen Vorteilen ist, aber sowohl ein Mangel als auch eine Überdosierung ernsthafte gesundheitliche Risiken bergen können. Eine ausgewogene Ernährung und der verantwortungsbewusste Umgang mit Nahrungsergänzungsmitteln sind entscheidend, um die richtige Balance zu finden und die Gesundheit zu fördern.

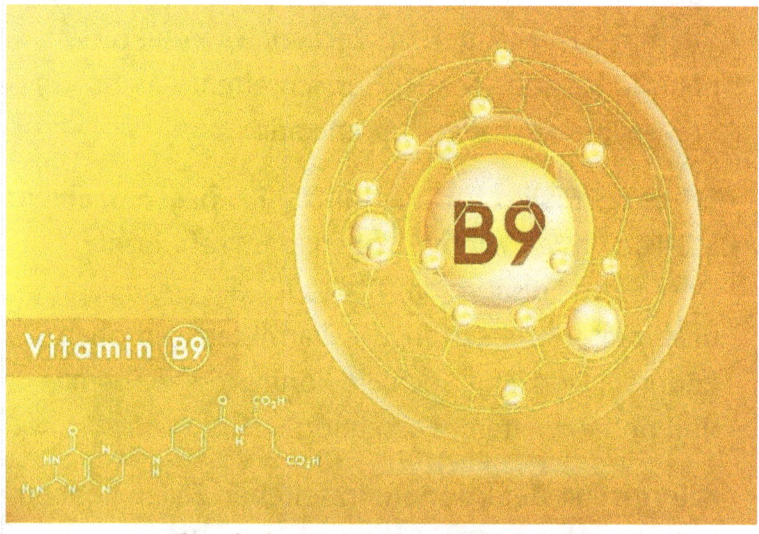

Chemische Molekül von Vitamin B9

2.2.9 Vitamin B12 (Cobalamin)

Einführung

Vitamin B12, auch bekannt als Cobalamin, ist ein wesentliches wasserlösliches Vitamin, das eine entscheidende Rolle im Körper spielt. Es ist wichtig für die DNA-Synthese, die Bildung roter Blutkörperchen und die Aufrechterhaltung eines gesunden Nervensystems. Ein Mangel an Vitamin B12 kann zu schwerwiegenden gesundheitlichen Problemen führen, die oft schwer zu diagnostizieren sind. Im Gegensatz zu vielen anderen wasserlöslichen Vitaminen kann Vitamin B12 in der Leber gespeichert werden, was die Symptome eines Mangels verzögern kann. In diesem Abschnitt werden wir die Geschichte der Entdeckung von Vitamin B12, die spezifischen Symptome bei Mangel und die seltenen Symptome bei Überdosierung betrachten.

Rote Blutkörperchen (Erythrozyten)

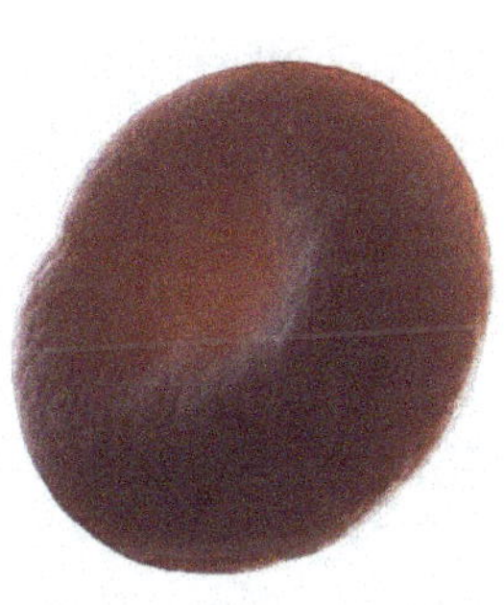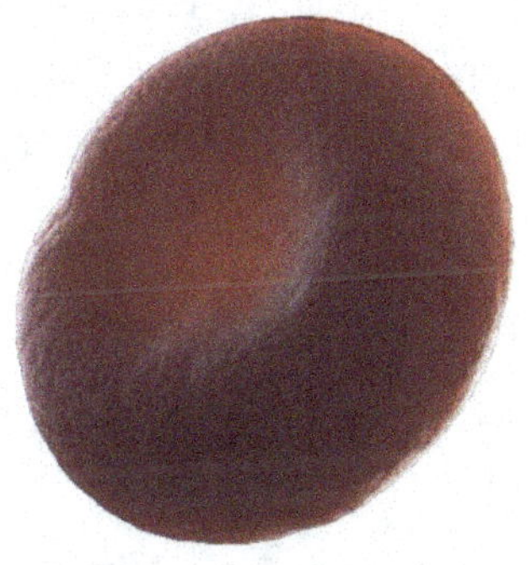

Normale Größe	Vergrößert
Durchmesser: 7 μm	**Durchmesser: >7 μm**
(Normozyt)	**(Makrozyt)**

Die Geschichte der Entdeckung

Die Entdeckung von Vitamin B12 war ein bedeutender Durchbruch in der Medizin. Die Geschichte beginnt im frühen 20. Jahrhundert, als Perniziöse Anämie, eine damals tödliche Krankheit, erstmals beschrieben wurde. Diese Krankheit war durch eine schwere Form der Anämie und neurologische Symptome gekennzeichnet. Forscher suchten intensiv nach einer Heilung, aber es dauerte bis in die 1920er Jahre, bis George Whipple, George Minot und William Murphy einen Zusammenhang zwischen der Krankheit und der Ernährung fanden.

Sie entdeckten, dass der Verzehr großer Mengen von roher Leber die Symptome der Perniziösen Anämie linderte. Diese Entdeckung führte zur Verleihung des Nobelpreises für Medizin im Jahr 1934. In den 1940er Jahren isolierten Chemiker schließlich den aktiven Wirkstoff in der Leber, der als Vitamin B12 identifiziert wurde. Dorothy Hodgkin klärte 1956 die Struktur von Vitamin B12 auf, wofür sie den Nobelpreis für Chemie erhielt. Diese Entdeckungen ermöglichten die Synthese von Vitamin B12 und die Entwicklung wirksamer Behandlungen für Perniziöse Anämie.

Spezifische Symptome bei Mangel

Ein Mangel an Vitamin B12 kann eine Vielzahl von Symptomen verursachen, die oft schleichend beginnen und über Jahre hinweg fortschreiten können. Zu den häufigsten Symptomen gehören:

- **Anämie:** Vitamin B12 ist entscheidend für die Produktion roter Blutkörperchen. Ein Mangel kann zu megaloblastärer Anämie führen, bei der die roten Blutkörperchen größer als normal sind und nicht richtig funktionieren. Dies verursacht Symptome wie Müdigkeit, Schwäche, Blässe und Atemnot.

- **Neurologische Symptome:** Ein fortgeschrittener Vitamin-B12-Mangel kann das Nervensystem schädigen. Zu den Symptomen gehören Taubheitsgefühle und Kribbeln in den Händen und Füßen, Gleichgewichtsprobleme, Koordinationsstörungen und sogar Gedächtnisverlust und Verwirrung. In schweren Fällen kann es zu dauerhaften Nervenschäden kommen.

- **Psychische Symptome:** Vitamin-B12-Mangel kann auch psychische Symptome wie Depressionen, Reizbarkeit und Konzentrationsstörungen verursachen. In extremen Fällen kann es zu Wahnvorstellungen und Psychosen kommen.

- **Gastrointestinale Symptome:** Ein Mangel kann zu Appetitlosigkeit, Gewichtsverlust, Zungenentzündungen und Verdauungsstörungen führen.

Ein Vitamin-B12-Mangel kann durch eine unzureichende Aufnahme über die Ernährung, insbesondere bei Veganern und Vegetariern, oder durch Malabsorptionsstörungen wie perniziöse Anämie, Zöliakie oder Morbus Crohn verursacht werden. Auch ältere Menschen und Personen, die bestimmte Medikamente einnehmen, sind gefährdet.

Spezifische Symptome bei Überdosierung

Eine Überdosierung von Vitamin B12 ist extrem selten, da es ein wasserlösliches Vitamin ist und überschüssige Mengen in der Regel über den Urin ausgeschieden werden. Dennoch kann es bei extrem hohen Dosen, insbesondere durch Injektionen oder hochdosierte Nahrungsergänzungsmittel, zu unerwünschten Nebenwirkungen kommen:

- **Akne und Hautausschläge:** Einige Menschen können Hautreaktionen wie Akne oder Rosazea entwickeln, wenn sie sehr hohe Dosen von Vitamin B12 einnehmen.

- **Allergische Reaktionen:** In seltenen Fällen können hohe Dosen von Vitamin B12 allergische Reaktionen hervorrufen, die Symptome wie Hautausschlag, Juckreiz und Schwellungen umfassen.

- **Schwindel und Kopfschmerzen:** Sehr hohe Dosen können zu leichten neurologischen Symptomen wie Schwindel und Kopfschmerzen führen.

Da der Körper überschüssiges Vitamin B12 effizient ausscheidet, sind schwerwiegende toxische Effekte unwahrscheinlich. Dennoch sollten Nahrungsergänzungsmittel immer nach Rücksprache mit einem Arzt eingenommen werden, um unerwünschte Nebenwirkungen zu vermeiden.

Zusammenfassend ist Vitamin B12 ein lebenswichtiges Vitamin, das für viele Körperfunktionen unerlässlich ist. Ein Mangel kann schwerwiegende gesundheitliche Probleme verursachen, während eine Überdosierung selten ist, aber dennoch überwacht werden sollte. Ein ausgewogenes Verhältnis in der Zufuhr dieses Vitamins ist entscheidend für die Erhaltung der Gesundheit und des Wohlbefindens.

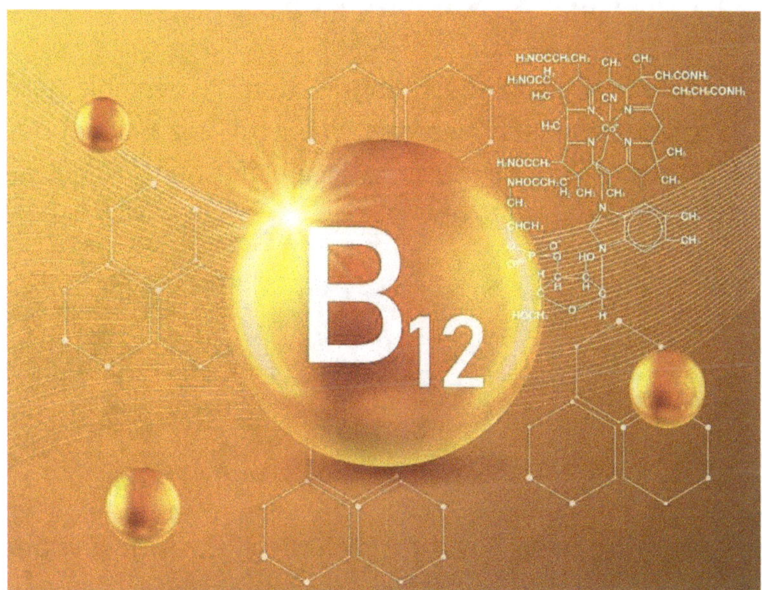

Chemische Molekül von Vitamin B9

2.3. Ursachen und Risikofaktoren

Die Ursachen und Risikofaktoren für Vitaminmangel und -überdosierung sind vielfältig und können durch unterschiedliche Ernährungsgewohnheiten, gesundheitliche Zustände und Lebensumstände beeinflusst werden. Ein Verständnis dieser Ursachen und Risikofaktoren ist entscheidend, um geeignete Vorbeugungsmaßnahmen zu ergreifen und die Gesundheit zu erhalten. In diesem Abschnitt werden wir die wichtigsten Ursachen für Vitaminmangel und -überdosierung untersuchen, Risikofaktoren und Risikogruppen identifizieren und effektive Vorbeugungsstrategien vorstellen.

2.3.1 Ursachen für Vitaminmangel

Ein Vitaminmangel kann durch verschiedene Faktoren verursacht werden, die von unzureichender Nahrungsaufnahme bis zu spezifischen Gesundheitsproblemen reichen:

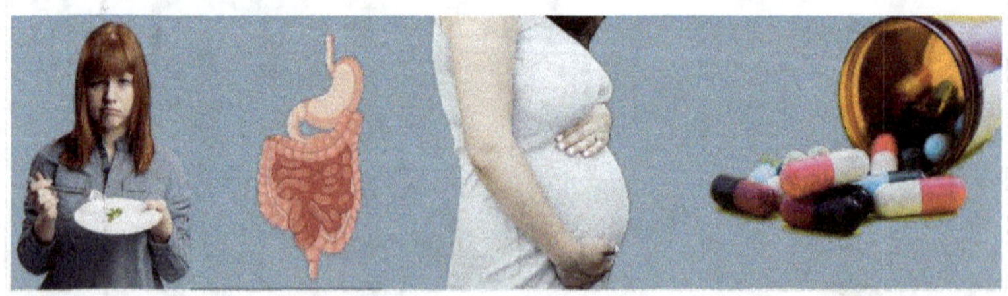

- **Ungenügende Zufuhr durch die Nahrung:** Eine der häufigsten Ursachen für Vitaminmangel ist eine unausgewogene Ernährung. Menschen, die sich hauptsächlich von stark verarbeiteten Lebensmitteln ernähren, haben oft einen Mangel an essentiellen Vitaminen. Dies betrifft insbesondere Menschen in Entwicklungsländern oder solche mit eingeschränktem Zugang zu frischen, nährstoffreichen Lebensmitteln.

- **Malabsorptionsstörungen:** Bestimmte Erkrankungen beeinträchtigen die Fähigkeit des Darms, Nährstoffe aufzunehmen. Dazu gehören Zöliakie, Morbus Crohn und chronische Pankreatitis. Auch nach Operationen am Magen-Darm-Trakt, wie bei einer Magenbypass-Operation, kann es zu Malabsorptionsproblemen kommen.

- **Erhöhter Bedarf:** Bestimmte Lebensphasen oder Zustände erhöhen den Bedarf an Vitaminen. Schwangere und stillende Frauen, Kinder und Jugendliche im Wachstum, ältere Menschen sowie Personen, die intensive körperliche Aktivitäten ausüben, haben einen höheren Vitaminbedarf. Wenn dieser erhöhte Bedarf nicht durch die Ernährung gedeckt wird, kann es zu einem Mangel kommen.

- **Medikamente:** Einige Medikamente können die Vitaminaufnahme oder -verwertung beeinträchtigen. Dazu gehören Diuretika, die die Ausscheidung wasserlöslicher Vitamine erhöhen, und Antazida, die die Aufnahme von Vitamin B12 behindern.

- **Lebensstilfaktoren:** Chronischer Alkoholmissbrauch und Rauchen können die Vitaminaufnahme und -verwertung negativ beeinflussen. Alkoholiker haben oft einen Mangel an B-Vitaminen, und Raucher benötigen mehr Vitamin C, da ihr Körper aufgrund des oxidativen Stresses mehr davon verbraucht.

2.3.2 Ursachen für Vitaminüberdosierung

Obwohl eine Vitaminüberdosierung seltener ist als ein Mangel, kann sie ebenfalls gesundheitliche Probleme verursachen. Die häufigsten Ursachen für eine Überdosierung sind:

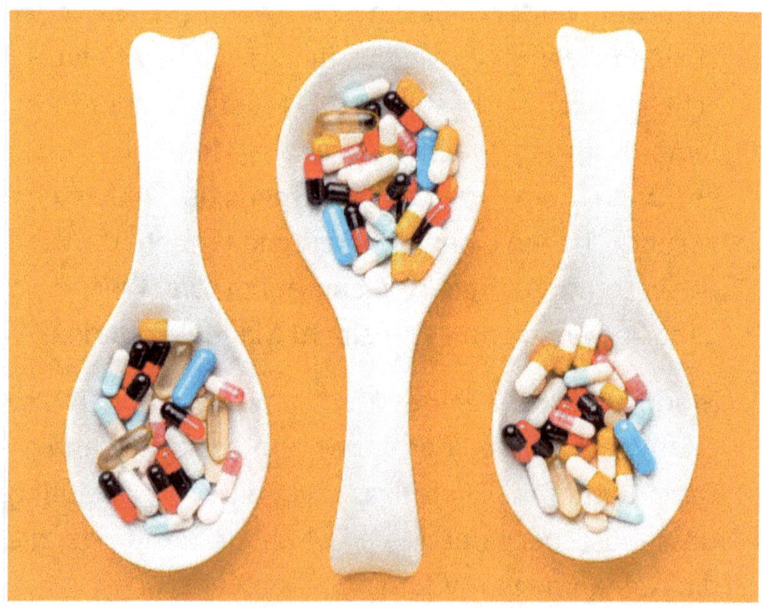

- **Übermäßige Einnahme von Nahrungsergänzungsmitteln:** Eine der häufigsten Ursachen für Vitaminüberdosierung ist die übermäßige Einnahme von Nahrungsergänzungsmitteln. Viele Menschen nehmen hohe Dosen von Vitaminpräparaten in der irrigen Annahme, dass „mehr besser ist". Dies kann insbesondere bei fettlöslichen Vitaminen wie A, D, E und K problematisch sein, da diese im Körper gespeichert und nicht so leicht ausgeschieden werden wie wasserlösliche Vitamine.

- **Falsche Dosierung:** Eine falsche Dosierung von verschriebenen Vitaminpräparaten kann ebenfalls zu einer Überdosierung führen. Dies passiert oft, wenn die Anweisungen des Arztes nicht genau befolgt werden oder wenn es zu Missverständnissen bei der Dosierung kommt.

- **Anreicherung von Lebensmitteln:** In einigen Fällen können stark angereicherte Lebensmittel zu einer übermäßigen Zufuhr bestimmter Vitamine führen. Dies ist besonders dann der Fall, wenn zusätzlich zu einer normalen Ernährung noch Nahrungsergänzungsmittel eingenommen werden.

- **Therapeutische Anwendungen:** Manchmal werden sehr hohe Dosen von Vitaminen therapeutisch eingesetzt, z.B. hochdosierte Vitamin-C-Infusionen bei bestimmten Erkrankungen. Solche

Anwendungen sollten immer unter strenger ärztlicher Aufsicht erfolgen, um das Risiko einer Überdosierung zu minimieren.

2.3.3 Risikofaktoren und Risikogruppen

Bestimmte Gruppen von Menschen sind einem höheren Risiko für Vitaminmangel oder -überdosierung ausgesetzt. Zu den wichtigsten Risikofaktoren und Risikogruppen gehören:

- **Ältere Menschen:** Mit zunehmendem Alter nimmt die Fähigkeit des Körpers, Vitamine aufzunehmen und zu verwerten, ab. Ältere Menschen haben oft einen geringeren Appetit und konsumieren weniger nährstoffreiche Lebensmittel. Sie sind daher besonders anfällig für Mängel, insbesondere von Vitamin B12 und Vitamin D.

- **Schwangere und stillende Frauen:** Diese Gruppe hat einen erhöhten Bedarf an verschiedenen Vitaminen, einschließlich Folsäure, Vitamin B12 und Vitamin D. Ein Mangel an diesen Vitaminen kann sowohl für die Mutter als auch für das Kind schwerwiegende Folgen haben.

- **Veganer und Vegetarier:** Personen, die auf tierische Produkte verzichten, haben ein höheres Risiko für Mängel an Vitamin B12, Vitamin D und anderen

Nährstoffen, die hauptsächlich in tierischen Produkten vorkommen. Sie müssen sicherstellen, dass sie ihre Nährstoffbedürfnisse durch angereicherte Lebensmittel oder Nahrungsergänzungsmittel decken.

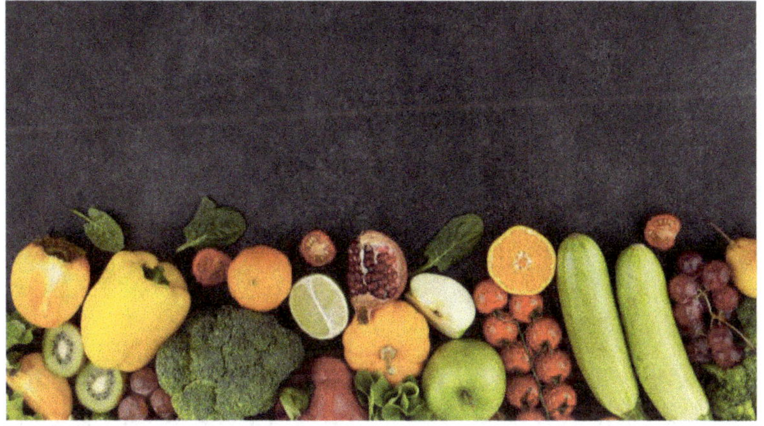

- **Menschen mit chronischen Erkrankungen:** Personen mit chronischen Erkrankungen wie Zöliakie, Morbus Crohn oder Lebererkrankungen haben häufig Schwierigkeiten, Vitamine aufzunehmen und zu verwerten. Auch Menschen mit chronischem Alkoholmissbrauch haben ein erhöhtes Risiko für Vitaminmangel.

- **Menschen mit eingeschränktem Zugang zu gesunder Ernährung:** In Entwicklungsländern und in sozialen Brennpunkten ist der Zugang zu frischem Obst und Gemüse oft eingeschränkt. Menschen in diesen Bereichen haben ein höheres Risiko für Vitaminmangel.

2.3.4 Vorbeugungsmaßnahmen

Es gibt mehrere wirksame Strategien, um Vitaminmangel und -überdosierung zu verhindern:

- **Ausgewogene Ernährung:** Eine abwechslungsreiche und ausgewogene Ernährung, die reich an Obst, Gemüse, Vollkornprodukten, magerem Fleisch und Milchprodukten ist, kann die meisten Vitaminbedürfnisse decken. Der Fokus sollte auf der Aufnahme von natürlichen Nahrungsquellen liegen, die eine Vielzahl von Vitaminen und Nährstoffen liefern.

- **Gezielte Supplementierung:** Nahrungsergänzungsmittel sollten nur bei nachgewiesenem Bedarf und unter ärztlicher Aufsicht eingenommen werden. Besonders gefährdete Gruppen wie Schwangere, ältere Menschen und Veganer können von gezielten Ergänzungen profitieren.

- **Aufklärung und Beratung:** Gesundheitskampagnen und Ernährungsberatung können das Bewusstsein für die Bedeutung von Vitaminen und eine ausgewogene Ernährung schärfen. Personen sollten über die Risiken sowohl eines Mangels als auch einer Überdosierung informiert werden.

- **Regelmäßige Gesundheitschecks:** Regelmäßige Arztbesuche und Blutuntersuchungen können helfen, Vitaminmangel oder -überdosierung frühzeitig zu erkennen und zu behandeln. Dies ist besonders wichtig für Risikogruppen wie ältere Menschen und Menschen mit chronischen Krankheiten.

- **Angereicherte Lebensmittel:** In Regionen, in denen bestimmte Vitaminmängel weit verbreitet sind, kann die Anreicherung von Grundnahrungsmitteln mit Vitaminen eine effektive Maßnahme sein. Beispiele sind die Anreicherung von Mehl mit Folsäure und die Zugabe von Vitamin D zu Milchprodukten.

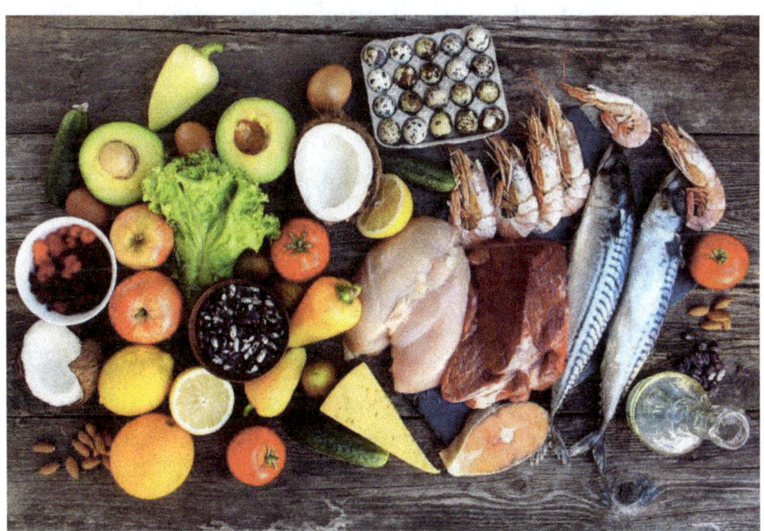

Durch die Implementierung dieser Vorbeugungsmaßnahmen kann das Risiko von Vitaminmangel und -überdosierung erheblich reduziert werden, was zu einer besseren allgemeinen Gesundheit und Lebensqualität führt.

2.4 Diagnose und Therapie

Die Diagnose und Therapie von Vitaminmangel und -überdosierung sind entscheidende Schritte zur Erhaltung der Gesundheit. Eine frühzeitige Erkennung und geeignete Behandlung können schwerwiegende gesundheitliche Folgen verhindern. In diesem Abschnitt werden wir die ärztlichen Diagnoseverfahren zur Identifizierung von Vitaminmangel und -überdosierung untersuchen, sowie die entsprechenden Therapie- maßnahmen und die Notwendigkeit regelmäßiger ärztlicher Kontrolle und Überwachung erläutern. Diese Informationen sind besonders wichtig für Risikogruppen und Personen, die Nahrungs- ergänzungsmittel einnehmen, um eine ausgewogene Vitaminversorgung sicherzustellen.

2.4.1 Ärztliche Diagnoseverfahren

Die Diagnose von Vitaminmangel und -über- dosierung erfolgt durch eine Kombination aus klinischer Untersuchung, Anamnese und spezifischen Labortests:

- **Klinische Untersuchung:** Der erste Schritt besteht in der gründlichen klinischen Untersuchung durch einen Arzt. Symptome wie Müdigkeit, Hautveränderungen, neurologische Störungen und andere Auffälligkeiten können auf einen Vitaminmangel oder -überschuss hinweisen.

- **Anamnese:** Eine detaillierte Erhebung der Krankengeschichte und Ernährungsgewohnheiten hilft, potenzielle Ursachen für Vitaminmangel oder -überdosierung zu identifizieren. Der Arzt wird Fragen zu Ernährung, Lebensstil, Medikamenteneinnahme und Vorerkrankungen stellen.

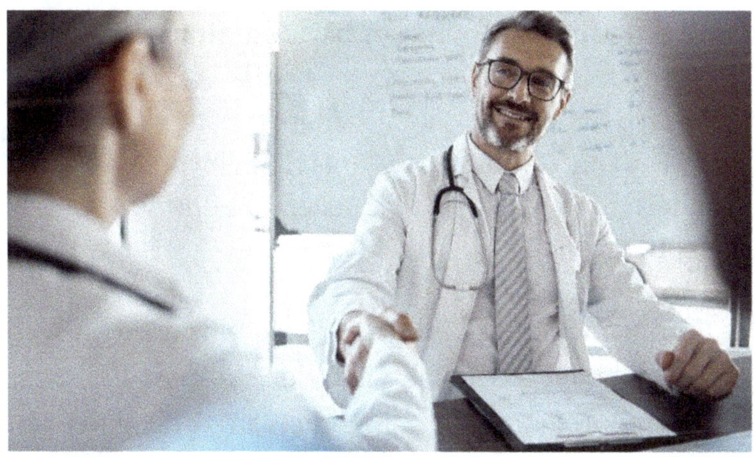

- **Bluttests:** Spezifische Blutuntersuchungen sind entscheidend für die Diagnose. Die Messung der Vitaminspiegel im Blut gibt Aufschluss über den Vitaminstatus. Beispielsweise kann ein niedriger Vitamin-B12-Spiegel auf einen Mangel hinweisen, während ein hoher Vitamin-D-Spiegel auf eine Überdosierung hindeuten kann.

- **Urinanalysen:** Bei wasserlöslichen Vitaminen kann eine Urinanalyse zusätzliche Informationen liefern. Überschüssige Mengen wasserlöslicher Vitamine werden über den Urin ausgeschieden, was Aufschluss über eine mögliche Überdosierung geben kann.

- **Bildgebende Verfahren:** In einigen Fällen, insbesondere bei fettlöslichen Vitaminen, können bildgebende Verfahren wie Ultraschall oder MRT erforderlich sein, um Schäden an Organen wie der Leber oder den Nieren zu erkennen, die durch Vitaminüberdosierung verursacht wurden.

2.4.2 Therapiemaßnahmen bei Vitaminmangel

Die Behandlung von Vitaminmangel umfasst verschiedene Ansätze, je nach Schweregrad des Mangels und den individuellen Bedürfnissen des Patienten:

- **Ernährungsumstellung:** Eine der ersten Maßnahmen besteht in der Anpassung der Ernährung, um den Mangel an Vitaminen zu beheben. Der Verzehr von vitaminreichen Lebensmitteln wie Obst, Gemüse, Vollkornprodukten, Fleisch und Milchprodukten wird empfohlen.

- **Nahrungsergänzungsmittel:** Bei schwerem Vitaminmangel oder wenn die Ernährungsumstellung allein nicht ausreicht, können Nahrungsergänzungsmittel verschrieben werden. Diese sollten unter ärztlicher Aufsicht eingenommen werden, um die richtige Dosierung sicherzustellen und Nebenwirkungen zu vermeiden.

- **Vitamin-Injektionen:** In Fällen von schwerem Mangel, wie beispielsweise bei Perniziöser Anämie durch Vitamin-B12-Mangel, können Vitamin-Injektionen erforderlich sein. Diese bieten eine schnellere und effektivere Möglichkeit, den Vitaminspiegel zu erhöhen.

- **Behandlung von Grunderkrankungen:** Wenn der Vitaminmangel durch eine Grunderkrankung wie eine Malabsorptionsstörung verursacht wird, muss diese ebenfalls behandelt werden. Dies kann Medikamente oder spezifische Therapien umfassen, um die Nährstoffaufnahme zu verbessern.

2.4.3 Therapiemaßnahmen bei Vitaminüberdosierung

Die Behandlung einer Vitaminüberdosierung erfordert eine sorgfältige medizinische Überwachung und spezifische Maßnahmen, um die überschüssigen Vitamine aus dem Körper zu entfernen und die Symptome zu lindern:

- **Absetzen von Nahrungsergänzungsmitteln:** Der erste Schritt bei der Behandlung einer Überdosierung ist das sofortige Absetzen aller Vitaminpräparate und Nahrungsergänzungsmittel. Dies stoppt die weitere Zufuhr der überdosierten Vitamine.

- **Symptomatische Behandlung:** Bei auftretenden Symptomen wie Magen-Darm-Beschwerden, Hautreaktionen oder neurologischen Störungen kann eine symptomatische Behandlung erforderlich sein. Dies kann die Gabe von Antihistaminika, Schmerzmitteln oder anderen Medikamenten umfassen.

- **Intravenöse Flüssigkeitstherapie:** In schweren Fällen, insbesondere bei fettlöslichen Vitaminen, kann eine intravenöse Flüssigkeitstherapie notwendig sein, um die Vitamine aus dem Körper auszuspülen und die Organe zu entlasten.

- **Überwachung und Behandlung von Organschäden:** Bei Verdacht auf Organschäden, wie Leberschäden durch Vitamin-A-Überdosierung, müssen spezifische medizinische Maßnahmen ergriffen werden. Dies kann eine intensive Überwachung und in einigen Fällen eine stationäre Behandlung erfordern.

2.4.4 Ärztliche Kontrolle und Überwachung

Regelmäßige ärztliche Kontrolle und Überwachung sind entscheidend, um den Vitaminstatus im Körper zu überwachen und frühzeitig auf Veränderungen reagieren zu können:

- **Regelmäßige Blutuntersuchungen:** Für Personen, die Nahrungsergänzungsmittel einnehmen oder zur Risikogruppe für Vitaminmangel gehören, sind regelmäßige Blutuntersuchungen wichtig, um den Vitaminspiegel im Auge zu behalten und Anpassungen vorzunehmen.

- **Langzeitüberwachung:** Bei chronischen Erkrankungen oder nach einer Behandlung von Vitaminmangel oder -überdosierung ist eine langfristige Überwachung notwendig, um Rückfälle zu vermeiden und die Gesundheit zu sichern.

- **Individuelle Beratung:** Eine kontinuierliche Beratung durch Ärzte und Ernährungsberater hilft, die richtige Balance in der Vitaminzufuhr zu finden und individuelle Ernährungspläne zu erstellen, die den spezifischen Bedürfnissen gerecht werden.

- **Anpassung der Therapie:** Basierend auf den Ergebnissen der Überwachung können Therapie-maßnahmen angepasst werden, um sicherzustellen, dass die Vitaminspiegel im optimalen Bereich bleiben und keine neuen gesundheitlichen Probleme auftreten.

Durch eine umfassende Diagnose und gezielte Therapie, kombiniert mit regelmäßiger Kontrolle und Überwachung, kann die richtige Balance in der Vitaminversorgung erreicht werden. Dies ist entscheidend, um die Gesundheit zu erhalten und möglichen Mangel- oder Überdosierungserschei-nungen frühzeitig entgegenzuwirken.

2.5 Dauerschäden bei Mangel und Überdosierung der wasserlöslichen Vitamine

Vitaminmangel und -überdosierung können langfristige gesundheitliche Schäden verursachen, die oft irreversibel sind. Während wasserlösliche Vitamine im Allgemeinen weniger toxisch sind als fettlösliche Vitamine, können chronische Mängel und extrem hohe Dosen dennoch schwerwiegende und dauerhafte Auswirkungen haben. In diesem Abschnitt werden wir die möglichen Dauerschäden durch Mangel und Überdosierung wasserlöslicher Vitamine untersuchen, um ein besseres Verständnis der langfristigen Risiken und der Bedeutung einer ausgewogenen Vitaminzufuhr zu vermitteln.

Dauerschäden bei Vitaminmangel

Ein anhaltender Mangel an wasserlöslichen Vitaminen kann zu verschiedenen langfristigen und oft irreversiblen gesundheitlichen Problemen führen:

- **Neurologische Schäden:** Ein chronischer Mangel an Vitamin B12 kann schwerwiegende neurologische Schäden verursachen. Dazu gehören Nerven-schäden, die zu Taubheit, Kribbeln und Lähmungen führen können. In fortgeschrittenen Fällen kann es zu irreversiblen kognitiven Beeinträchtigungen wie Gedächtnisverlust, Verwirrung und Demenz kommen. Auch Thiaminmangel kann zu dauerhaften neurologischen Schäden führen, wie beim Wernicke-Korsakoff-Syndrom.

- **Anämie:** Ein langfristiger Mangel an Vitamin B12 oder Folsäure kann zu megaloblastärer Anämie führen, einer schweren Form der Anämie, die die Fähigkeit des Körpers zur Produktion gesunder roter Blutkörperchen beeinträchtigt. Diese Anämieform kann zu chronischer Müdigkeit, Schwäche und Herzproblemen führen und die Lebensqualität erheblich beeinträchtigen.

- **Psychische Gesundheitsprobleme:** Ein Mangel an B-Vitaminen, insbesondere B6, B9 und B12, kann psychische Gesundheitsprobleme wie Depressionen, Angstzustände und Stimmungsstörungen verschlimmern oder verursachen. Langfristige Defizite können die Gehirnfunktion beeinträchtigen und zu dauerhaften psychischen Störungen führen.

- **Skorbut:** Ein schwerer und anhaltender Mangel an Vitamin C führt zu Skorbut, das durch Schwäche, Anämie, Zahnfleischbluten und Hautprobleme gekennzeichnet ist. Obwohl Skorbut in modernen Gesellschaften selten ist, kann ein chronischer Mangel an Vitamin C zu dauerhaften Schäden an Bindegewebe und Knochen führen.

- **Haut- und Haarprobleme:** Ein Mangel an Biotin (Vitamin B7) kann zu dauerhaften Haut- und

Haarproblemen führen, einschließlich Haarausfall, brüchigen Nägeln und entzündlichen Hauterkrankungen. Diese Probleme können das Selbstbild und das psychische Wohlbefinden der Betroffenen erheblich beeinträchtigen.

Dauerschäden bei Vitaminüberdosierung

Obwohl wasserlösliche Vitamine in der Regel bei Überdosierung weniger toxisch sind, können extrem hohe Dosen, insbesondere durch Nahrungsergänzungsmittel, langfristige gesundheitliche Schäden verursachen:

- **Nervenschäden durch Vitamin B6:** Eine chronische Überdosierung von Vitamin B6 kann zu sensorischen Neuropathien führen. Dies äußert sich durch Taubheitsgefühl, Kribbeln und Schmerzen in den Extremitäten. Diese Nervenschäden können auch nach Absetzen der hohen Dosen bestehen bleiben und die Lebensqualität der Betroffenen erheblich beeinträchtigen.

- **Nierensteine durch Vitamin C:** Sehr hohe Dosen von Vitamin C über einen längeren Zeitraum können das Risiko für die Bildung von Nierensteinen erhöhen. Dies liegt daran, dass überschüssiges Vitamin C im Körper in Oxalat umgewandelt wird, das sich mit Kalzium zu Nierensteinen verbinden kann. Diese Steine können Schmerzen verursachen und die Nierenfunktion beeinträchtigen.

- **Leber- und Nierenschäden:** Obwohl selten, können extrem hohe Dosen von Vitamin B3 (Niacin) zu Leberschäden führen. Dies zeigt sich durch erhöhte Leberenzyme im Blut, Gelbsucht und Leberversagen. Eine Überdosierung von Niacin kann auch die Nierenfunktion beeinträchtigen und zu chronischen Nierenschäden führen.

- **Hautreaktionen durch Vitamin B3:** Übermäßige Mengen an Niacin können Hautrötungen, Juckreiz und Rosazea verursachen. Diese Hautreaktionen können chronisch werden und die Hautgesundheit langfristig beeinträchtigen.

Es ist wichtig, die richtige Balance in der Vitaminzufuhr zu finden, um sowohl Mangel- als auch Überdosierungserscheinungen zu vermeiden. Eine ausgewogene Ernährung, ergänzt durch gezielte Nahrungsergänzungsmittel nur bei nachgewiesenem Bedarf und unter ärztlicher Aufsicht, kann helfen, langfristige gesundheitliche Schäden zu verhindern und das allgemeine Wohlbefinden zu erhalten. Zudem sollte regelmäßig der Vitaminstatus überprüft werden, um individuelle Bedürfnisse besser einschätzen und anpassen zu können.

2.6 Fallstudien und Erfahrungsberichte

Fallstudien und Erfahrungsberichte bieten wertvolle Einblicke in die realen Auswirkungen von Vitaminmangel und -überdosierung. Sie verdeutlichen, wie essenziell eine ausgewogene Vitaminversorgung für die Gesundheit ist, und zeigen, welche schwerwiegenden Folgen ein Mangel oder eine Überdosierung haben kann. In diesem Abschnitt werden wir 12 echte Beispiele aus der Geschichte und Medizin betrachten, die die Bedeutung der wasserlöslichen Vitamine B und C in verschiedenen Kontexten illustrieren. Diese Geschichten stammen aus verschiedenen Epochen und Situationen, einschließlich Kriegszeiten und Hungersnöten, und zeigen die weitreichenden Konsequenzen einer unzureichenden oder übermäßigen Vitaminzufuhr.

1. Entdeckung des Skorbuts bei Seefahrern

Im 18. Jahrhundert litten viele Seefahrer an Skorbut, einer Krankheit, die durch Vitamin-C-Mangel verursacht wird. Der britische Marinearzt James Lind führte 1747 eine bahnbrechende Studie durch, in der er feststellte, dass Zitrusfrüchte Skorbut heilen können. Lind experimentierte mit zwölf erkrankten Seeleuten und verabreichte ihnen unterschiedliche Nahrungsmittel. Die Gruppe, die Orangen und Zitronen erhielt, erholte sich schnell, während die anderen weiterhin an Skorbut litten. Diese Entdeckung führte zur Einführung von Zitronensaft in die Ernährung der Seeleute und rettete unzählige Leben. Die British Navy setzte diese Erkenntnis um und führte die obligatorische Mitnahme von Zitronensaft auf langen Seereisen ein, was die Skorbutfälle drastisch reduzierte und die Seetüchtigkeit der Flotte erheblich verbesserte.

2. Vitamin B1 und Beriberi in Asien

Beriberi, eine Krankheit, die durch Thiaminmangel (Vitamin B1) verursacht wird, war im 19. Jahrhundert in Asien weit verbreitet. Der niederländische Arzt Christiaan Eijkman entdeckte die Verbindung zwischen der Krankheit und dem Verzehr von poliertem Reis. Eijkman beobachtete, dass Hühner, die mit poliertem Reis gefüttert wurden, ähnliche Symptome wie Beriberi entwickelten. Als er die Hühner auf unpolierten Reis umstellte, verschwanden die Symptome. Diese Erkenntnisse führten zur Identifikation von Thiamin als essentiellen Nährstoff. Die Einführung von unpoliertem Reis und anderen thiaminreichen Lebensmitteln in die Ernährung der Bevölkerung Asiens half, die Beriberi-Epidemie einzudämmen und die Gesundheit vieler Menschen zu verbessern.

3. Vitamin C-Mangel bei Kindern

Ein moderner Fall von Skorbut wurde bei einem fünfjährigen Mädchen in den USA diagnostiziert. Das Kind hatte aufgrund von Essstörungen und einer stark eingeschränkten Diät kaum Vitamin C zu sich genommen. Sie entwickelte Symptome wie Müdigkeit, Gelenkschmerzen und Blutungen im Zahnfleisch. Nach der Diagnose begann sie eine Therapie mit Vitamin-C-Präparaten, und ihre Symptome besserten sich innerhalb weniger Wochen deutlich. Dieser Fall zeigt, dass selbst in entwickelten Ländern Vitaminmangel auftreten kann, wenn die Ernährung nicht ausgewogen ist. Es unterstreicht die Bedeutung einer vielfältigen Ernährung, insbesondere bei Kindern, die wählerisch essen.

4. Pellagra in den USA

Pellagra, verursacht durch einen Mangel an Niacin (Vitamin B3), war im frühen 20. Jahrhundert in den südlichen USA verbreitet. Dr. Joseph Goldberger wurde beauftragt, die Ursachen der Krankheit zu erforschen. Durch seine Studien stellte er fest, dass Pellagra hauptsächlich bei Menschen auftrat, deren Ernährung sich hauptsächlich auf Mais stützte, der arm an Niacin ist. Goldberger führte Ernährungsprogramme ein, die den Verzehr von eiweißreichen Lebensmitteln wie Fleisch, Milch und Eiern förderten. Diese Maßnahmen reduzierten die Pellagra-Fälle erheblich und verbesserten die Gesundheit der betroffenen Bevölkerung. Goldbergers Arbeit war bahnbrechend und führte zu einem besseren Verständnis der Bedeutung von Niacin in der Ernährung und zur Prävention von Pellagra.

5. Vitamin B12-Mangel bei Veganern

Ein aktueller Fall beschreibt eine vegan lebende Frau, die aufgrund ihrer Ernährung einen schweren Vitamin-B12-Mangel entwickelte. Sie litt unter neurologischen Symptomen wie Taubheit, Kribbeln in den Gliedmaßen und Gedächtnisverlust. Nachdem sie Vitamin-B12-Präparate einnahm, verbesserten sich ihre Symptome erheblich, jedoch blieben einige neurologische Schäden bestehen. Dieser Fall verdeutlicht die Wichtigkeit von Vitamin-B12-Supplementen für Menschen, die keine tierischen Produkte konsumieren, da Vitamin B12 hauptsächlich in tierischen Lebensmitteln vorkommt. Eine regelmäßige Überprüfung des Vitamin-B12-Status und entsprechende Nahrungsergänzung sind für Veganer unerlässlich, um langfristige gesundheitliche Schäden zu vermeiden.

6. Skorbut während der Großen Hungersnot in Irland

Während der Großen Hungersnot in Irland (1845-1852) litten viele Menschen an Skorbut aufgrund des Mangels an frischem Obst und Gemüse. Kartoffeln, das Hauptnahrungsmittel der irischen Bevölkerung, wurden durch die Kartoffelfäule zerstört, was zu einer massiven Unterversorgung mit Vitamin C führte. Die Symptome von Skorbut, wie Zahnfleischbluten, Hautveränderungen und Schwäche, waren weit verbreitet. Die Hungersnot führte zu erheblichen demografischen und sozialen Veränderungen in Irland und betonte die Bedeutung einer ausgewogenen Ernährung. Diese Tragödie zeigte eindringlich die Notwendigkeit, Zugang zu frischen Lebensmitteln sicherzustellen, um Vitaminmangel vorzubeugen und die Gesundheit zu erhalten.

7. Thiaminmangel im Zweiten Weltkrieg

Während des Zweiten Weltkriegs litten viele Soldaten und Zivilisten an Thiaminmangel. In den japanischen Kriegsgefangenenlagern war Beriberi weit verbreitet, da die Ernährung hauptsächlich aus weißem Reis bestand, der kaum Thiamin enthält. Die Symptome von Beriberi, wie Muskelschwäche, Herzprobleme und neurologische Störungen, waren bei den Gefangenen häufig. Nach dem Krieg wurden Maßnahmen ergriffen, um die Ernährung zu verbessern und thiaminreiche Lebensmittel bereitzustellen. Diese Erfahrungen führten zu einem besseren Verständnis der Notwendigkeit einer ausgewogenen Ernährung, insbesondere in Extremsituationen, und zur Entwicklung von Ernährungsprogrammen zur Prävention von Mangelkrankheiten.

8. Vitamin-B6-Überdosierung

Ein Fallbericht beschreibt eine Frau, die aufgrund der Einnahme hoher Dosen von Vitamin B6 über einen langen Zeitraum sensorische Neuropathie entwickelte. Sie nahm täglich mehrere Gramm Vitamin B6 in der

Annahme, dass dies ihre Gesundheit verbessern würde. Nach einigen Monaten traten Symptome wie Taubheit, Kribbeln und Schmerzen in den Extremitäten auf. Nach Absetzen der Vitamin-B6-Supplemente verbesserten sich die Symptome zwar, blieben jedoch teilweise bestehen. Dieser Fall unterstreicht die Bedeutung, Nahrungsergänzungsmittel nur nach Rücksprache mit einem Arzt und in den empfohlenen Dosierungen einzunehmen, um gesundheitliche Schäden zu vermeiden.

9. Vitamin D-Mangel und Rachitis in Kindern

Rachitis, eine Erkrankung, die durch Vitamin-D-Mangel verursacht wird, war im 19. Jahrhundert in Industrieländern weit verbreitet. Ein Fall aus jüngerer Zeit beschreibt einen 20 Monate alten Jungen, der aufgrund von unzureichender Vitamin-D-Zufuhr und mangelnder Sonneneinstrahlung an Rachitis litt. Die Symptome umfassten schwache und deformierte Knochen, Wachstumsstörungen und starke Schmerzen. Nach der Diagnose wurde der Junge mit hohen Dosen von Vitamin D behandelt, was zu einer schnellen Verbesserung seiner Knochenstruktur und seines allgemeinen Wohlbefindens führte. Dieser Fall verdeutlicht die Notwendigkeit von Vitamin-D-Supplementierung, insbesondere bei Kindern mit eingeschränktem Zugang zu Sonnenlicht oder unzureichender Ernährung.

10. Vitamin C und Tuberkulose im frühen 20. Jahrhundert

Im frühen 20. Jahrhundert beobachteten Ärzte, dass Patienten mit Tuberkulose, die zusätzlich Vitamin C erhielten, eine bessere Prognose hatten. Ein bemerkenswerter Fall betrifft eine Tuberkulose-Patientin, die neben der Standardtherapie hochdosiertes Vitamin C erhielt. Ihre Symptome, wie chronischer Husten und allgemeine Schwäche, verbesserten sich deutlich schneller als bei Patienten, die nur die Standardtherapie erhielten. Diese Beobachtungen führten zu einer breiteren Anwendung von Vitamin C in der Behandlung von Tuberkulose, was die Genesungsraten signifikant verbesserte und die Bedeutung von Vitamin C bei der Unterstützung des Immunsystems unterstrich.

11. Riboflavinmangel in Entwicklungsländern

In einigen Entwicklungsländern ist Riboflavinmangel (Vitamin B2) weit verbreitet. Ein Beispiel ist ein Dorf in Indien, wo viele Menschen an Symptomen wie Hautentzündungen, Mundwinkeleinrissen und Anämie litten. Die Einführung von riboflavinangereicherter Nahrung führte zu einer drastischen Reduktion dieser Symptome. Ein besonderer Fall war eine junge Frau, die nach der Geburt ihres Kindes aufgrund ihrer einseitigen Ernährung an schwerem Riboflavinmangel litt. Nach der Einführung von riboflavinangereicherten Lebensmitteln in ihre Diät verbesserten sich ihre Symptome innerhalb weniger Wochen erheblich, was die Bedeutung einer ausgewogenen Ernährung unterstrich.

12. Folsäuremangel und Neuralrohrdefekte

In den 1990er Jahren erkannte man die Bedeutung von Folsäure bei der Prävention von Neuralrohrdefekten (NTD) bei Neugeborenen. Ein bekanntes Beispiel ist die Einführung von Folsäureanreicherung in Getreideprodukten in den USA. Eine Studie zeigte, dass die Raten von Neuralrohrdefekten nach der Anreicherung signifikant sanken. Eine schwangere Frau, die in den frühen 1990er Jahren lebte und keine Folsäuresupplemente einnahm, brachte ein Kind mit einem Neuralrohrdefekt zur Welt. Diese Tragödie unterstrich die Notwendigkeit von Folsäuresupplementen in der Schwangerschaft. Nach der Einführung der Folsäureanreicherung wurden solche Fälle in den betroffenen Populationen deutlich reduziert, was die Effektivität dieser präventiven Maßnahme zeigt.

Diese Fallstudien und Erfahrungsberichte verdeutlichen die vielfältigen und tiefgreifenden Auswirkungen von Vitaminmangel und -überdosierung auf die Gesundheit. Sie unterstreichen die Bedeutung einer ausgewogenen Ernährung und einer bewussten Vitaminzufuhr zur Prävention schwerwiegender gesundheitlicher Probleme.

2.7 Abschlusswort

Die Bedeutung wasserlöslicher Vitamine für unsere Gesundheit kann nicht genug betont werden. Diese essenziellen Nährstoffe spielen eine zentrale Rolle bei einer Vielzahl von biochemischen Prozessen, von der Energieproduktion über die Blutbildung bis hin zur Erhaltung eines gesunden Nervensystems und einer intakten Haut. Die Fallstudien und Erfahrungsberichte in diesem Kapitel haben eindrucksvoll gezeigt, welche schwerwiegenden gesundheitlichen Probleme durch Mangel oder Überdosierung dieser Vitamine entstehen können.

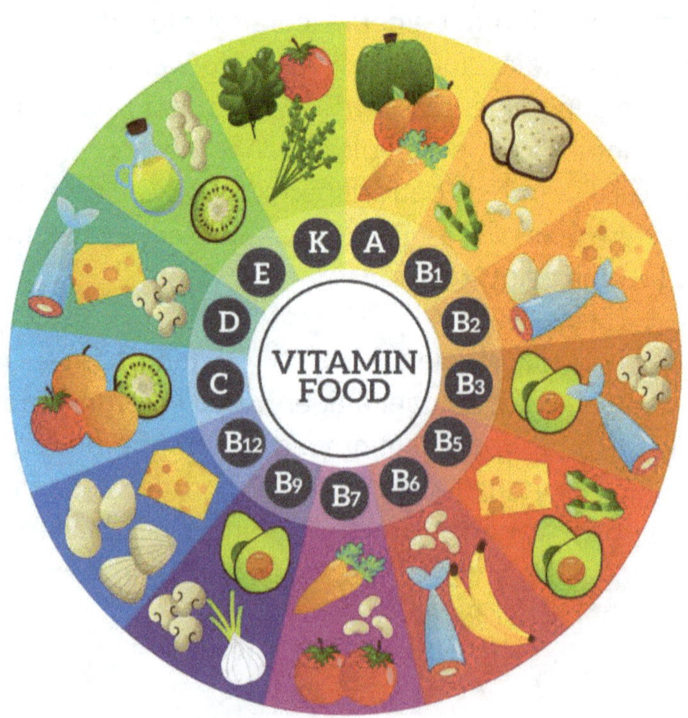

Vitaminmangel ist nicht nur ein Problem der Vergangenheit oder von Entwicklungsländern. Auch in modernen Gesellschaften können unzureichende Ernährung, spezielle Diäten oder gesundheitliche Bedingungen zu erheblichen Mangelerscheinungen führen. Gleichzeitig kann der unkontrollierte Gebrauch von Nahrungsergänzungsmitteln zu Überdosierungen führen, die ebenfalls gesundheitliche Risiken bergen. Es ist daher entscheidend, eine ausgewogene Ernährung zu gewährleisten und Nahrungsergänzungsmittel nur nach ärztlicher Beratung und in den empfohlenen Dosierungen einzunehmen.

Durch die in diesem Kapitel erläuterten Maßnahmen zur Diagnose und Therapie von Vitaminmangel und -überdosierung können viele gesundheitliche Probleme vermieden oder behoben werden. Regelmäßige ärztliche Überwachung und eine bewusste Ernährungsweise sind hierbei von zentraler Bedeutung. Besondere Aufmerksamkeit sollte dabei den Risikogruppen gewidmet werden, wie älteren Menschen, Schwangeren, Veganern und Personen mit chronischen Erkrankungen.

Zusammengefasst verdeutlichen die behandelten Fallstudien und wissenschaftlichen Erkenntnisse die zentrale Rolle der wasserlöslichen Vitamine für unsere Gesundheit und Lebensqualität. Ein fundiertes Wissen über diese Vitamine und eine bewusste Auseinandersetzung mit der eigenen Ernährung können wesentlich dazu beitragen,

Mangelerscheinungen und deren schwerwiegende Folgen zu verhindern. Der Schlüssel liegt in einer ausgewogenen Ernährung, ergänzt durch gezielte Maßnahmen und regelmäßige Gesundheitschecks, um sowohl Defizite als auch Überdosierungen zu vermeiden.

Im nächsten Kapitel werden wir uns mit den fettlöslichen Vitaminen befassen und deren spezifische Funktionen, Bedeutung und die gesundheitlichen Auswirkungen von Mangel und Überdosierung untersuchen.

Kapitel

3

Fettlösliche Vitaminen

Fettlösliche Vitamine spielen eine ebenso wichtige Rolle in unserem Körper wie die wasserlöslichen Vitamine, weisen jedoch einige grundlegende Unterschiede in ihrer Aufnahme, Speicherung und Funktion auf. Zu dieser Gruppe gehören die Vitamine A, D, E und K. Diese Vitamine werden im Fettgewebe und in der Leber gespeichert, was bedeutet, dass sie nicht täglich über die Nahrung zugeführt werden müssen. Allerdings birgt diese Fähigkeit zur Speicherung auch das Risiko einer Überdosierung, insbesondere durch die Einnahme von Nahrungsergänzungsmitteln.

Fettlösliche Vitamine sind entscheidend für zahlreiche physiologische Funktionen. Vitamin A ist essentiell für das Sehen, das Wachstum und die Zellteilung. Vitamin D spielt eine Schlüsselrolle im Kalzium- und Phosphatstoffwechsel und damit in der Knochengesundheit. Vitamin E wirkt als starkes

Antioxidans und schützt die Zellen vor oxidativem Stress. Vitamin K ist unerlässlich für die Blutgerinnung und den Knochenstoffwechsel.

In diesem Kapitel werden wir die allgemeinen Funktionen und Bedeutungen dieser Vitamine, ihre Quellen in der Nahrung sowie die allgemeinen Symptome und Risiken bei Mangel oder Überdosierung untersuchen. Darüber hinaus werden wir die einzelnen fettlöslichen Vitamine detailliert betrachten und ihre spezifischen Entdeckungsgeschichten und die Symptome bei Mangel und Überdosierung erläutern. Durch ein besseres Verständnis der fettlöslichen Vitamine können Sie fundierte Entscheidungen über Ihre Ernährung und Gesundheitsvorsorge treffen. Dies wird Ihnen helfen, ein ausgewogenes und gesundes Leben zu führen. Lassen Sie uns nun in die faszinierende Welt der fettlöslichen Vitamine eintauchen und ihre Bedeutung für unsere Gesundheit entdecken.

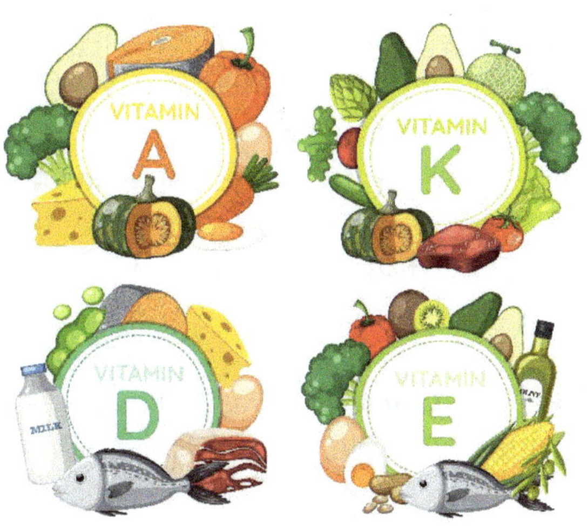

3.1 Funktion und Bedeutung

Fettlösliche Vitamine sind essenzielle Nährstoffe, die unser Körper für zahlreiche lebenswichtige Funktionen benötigt. Im Gegensatz zu wasserlöslichen Vitaminen können sie im Fettgewebe und in der Leber gespeichert werden, was sowohl Vorteile als auch Risiken birgt. In diesem Abschnitt werden wir die allgemeine Funktion und Bedeutung dieser Vitamine sowie deren Aufnahme, Verwertung und Ausscheidung im Körper untersuchen.

3.1.1 Allgemeine Funktion und Bedeutung

Fettlösliche Vitamine, zu denen die Vitamine A, D, E und K gehören, erfüllen eine Vielzahl von Aufgaben im menschlichen Körper und sind für das reibungslose Funktionieren vieler biologischer Prozesse unerlässlich.

Vitamin A (Retinol): Dieses Vitamin ist essentiell für die Sehkraft, das Immunsystem und das Zellwachstum. Es unterstützt die Bildung und Erhaltung gesunder Haut, Zähne und Knochen sowie der Schleimhäute, die als Barrieren gegen Infektionen dienen. Vitamin A ist auch an der Fortpflanzung und der embryonalen Entwicklung beteiligt.

Vitamin D (Calciferol): Vitamin D spielt eine entscheidende Rolle im Kalzium- und Phosphatstoffwechsel und ist daher wichtig für die

Knochengesundheit. Es fördert die Aufnahme von Kalzium im Darm, was zur Erhaltung gesunder Knochen und Zähne beiträgt. Zudem unterstützt Vitamin D die Funktion des Immunsystems und wirkt entzündungshemmend.

Vitamin E (Tocopherol): Dieses Vitamin ist ein starkes Antioxidans, das die Zellen vor oxidativem Stress schützt. Es trägt zur Gesunderhaltung der Haut bei und unterstützt die Funktion des Immunsystems. Vitamin E spielt auch eine Rolle bei der DNA-Reparatur und der Verhinderung von chronischen Krankheiten wie Herz-Kreislauf-Erkrankungen.

Vitamin K (Phyllochinon): Vitamin K ist unerlässlich für die Blutgerinnung und den Knochenstoffwechsel. Es aktiviert Proteine, die an der Blutgerinnung beteiligt sind, und ist wichtig für die Regulation des Kalziumspiegels im Blut und in den Knochen. Ein Mangel an Vitamin K kann zu Blutungsstörungen und einer verminderten Knochendichte führen.

Fettlösliche Vitamine sind somit von grundlegender Bedeutung für das Wachstum, die Entwicklung und die Erhaltung der Gesundheit. Ihre ausreichende Zufuhr über die Nahrung ist essenziell, um Mangelerscheinungen und die damit verbundenen gesundheitlichen Probleme effektiv zu vermeiden und die allgemeine Lebensqualität zu verbessern.

3.1.2 Aufnahme, Verwertung und Ausscheidung im Körper

Aufnahme und Verwertung

Fettlösliche Vitamine A, D, E und K werden im Dünndarm zusammen mit Nahrungsfetten aufgenommen. Die Anwesenheit von Gallensäuren ist entscheidend für ihre effiziente Absorption, da sie die Bildung von Mizellen ermöglichen, die die Vitamine in die Darmzellen transportieren. Nach der Absorption gelangen die Vitamine in die Lymphbahn und schließlich in den Blutkreislauf, wo sie an Lipoproteine gebunden transportiert werden. Im Körper spielen diese Vitamine verschiedene Rollen: Vitamin A ist wichtig für die Sehkraft und Zellteilung, Vitamin D reguliert den Kalzium- und Phosphatstoffwechsel, Vitamin E wirkt als Antioxidans, und Vitamin K ist entscheidend für die Blutgerinnung und Knochengesundheit.

Ausscheidung und Veränderungen im Körper

Da fettlösliche Vitamine im Körper gespeichert werden können, erfolgt ihre Ausscheidung langsamer als bei wasserlöslichen Vitaminen. Sie werden hauptsächlich in der Leber und im Fettgewebe gespeichert und nach Bedarf freigesetzt. Überschüssige Mengen dieser Vitamine werden teilweise über die Galle in den Darm zurückgeführt und dann mit dem Stuhl ausgeschieden. Einige Veränderungen der

Vitamine erfolgen durch metabolische Prozesse, wie die Umwandlung von Vitamin D in seine aktive Form (Calcitriol) in der Niere. Diese langsame Ausscheidung erhöht das Risiko einer Hypervitaminose, insbesondere bei übermäßiger Einnahme von Nahrungsergänzungsmitteln. Eine regelmäßige Überwachung der Vitaminspiegel im Blut kann helfen, sowohl Mangel- als auch Überdosierungserscheinungen zu vermeiden und die Gesundheit zu fördern.

3.1.3 Allgemeine Symptome bei Mangel und Überdosierung

Symptome bei Vitaminmangel

Ein Vitaminmangel kann schwerwiegende gesundheitliche Folgen haben, da fettlösliche Vitamine für viele grundlegende Körperfunktionen unerlässlich sind. Die Symptome variieren je nach betroffenem Vitamin, sind jedoch oft schleichend und schwer zu erkennen.

- **Vitamin A-Mangel:** Ein Mangel an Vitamin A kann zu Nachtblindheit, trockenen Augen und einem erhöhten Infektionsrisiko führen. In schweren Fällen kann es zur Erblindung kommen.
- **Vitamin D-Mangel:** Vitamin D-Mangel führt zu Rachitis bei Kindern und Osteomalazie bei Erwachsenen. Beide Zustände sind durch weiche, schwache Knochen gekennzeichnet. Ein chronischer Mangel erhöht auch das Risiko für Osteoporose.

- **Vitamin E-Mangel:** Ein Mangel an Vitamin E kann neurologische Probleme wie Koordinationsstörungen, Muskelschwäche und Nervenschäden verursachen. Es kann auch die Immunfunktion beeinträchtigen.
- **Vitamin K-Mangel:** Vitamin K-Mangel kann zu Blutgerinnungsstörungen führen, die sich in Form von leichten Blutergüssen, Nasenbluten und übermäßigen Blutungen bei Verletzungen äußern können.

Zusammenfassung: Ein Mangel an fettlöslichen Vitaminen kann das Sehvermögen, die Knochengesundheit, das Nervensystem und die Blutgerinnung erheblich beeinträchtigen. Eine ausgewogene Ernährung ist entscheidend, um diese lebenswichtigen Nährstoffe in ausreichender Menge zu erhalten und langfristige gesundheitliche Schäden zu vermeiden.

Symptome bei Vitaminüberdosierung

Eine Überdosierung von fettlöslichen Vitaminen ist gefährlicher als bei wasserlöslichen Vitaminen, da sie im Körper gespeichert und nicht schnell ausgeschieden werden. Überdosierungen treten meist durch übermäßige Einnahme von Nahrungsergänzungsmitteln auf.

- **Vitamin A-Überdosierung:** Eine chronische Überdosierung kann zu Hypervitaminose A führen, die Symptome wie Kopfschmerzen, Schwindel, Übelkeit, Hautveränderungen und in schweren Fällen Leberschäden und Knochenbrüche verursacht. Bei Schwangeren kann eine hohe Zufuhr teratogen wirken und zu Geburtsfehlern führen.

- **Vitamin D-Überdosierung:** Eine Überdosierung kann zu Hyperkalzämie führen, einem Zustand, bei dem der Kalziumspiegel im Blut zu hoch ist. Dies kann Nierensteine, Verkalkung von Weichgeweben und Herz-Kreislauf-Probleme verursachen.
- **Vitamin E-Überdosierung:** Hohe Dosen von Vitamin E können das Blutungsrisiko erhöhen, da es die Blutgerinnung hemmt. Dies kann besonders problematisch für Menschen sein, die Blutverdünner einnehmen oder an Blutgerinnungsstörungen leiden.
- **Vitamin K-Überdosierung:** Obwohl Vitamin K im Vergleich zu anderen fettlöslichen Vitaminen weniger toxisch ist, können sehr hohe Dosen bei Menschen, die blutverdünnende Medikamente einnehmen, zu Problemen führen, da Vitamin K die Blutgerinnung fördert.

Zusammenfassung: Eine Überdosierung von fettlöslichen Vitaminen kann zu ernsthaften gesundheitlichen Problemen führen, einschließlich Leberschäden, Nierensteinen, Blutungsstörungen und Hyperkalzämie. Es ist wichtig, Nahrungsergänzungsmittel verantwortungsbewusst und nach Rücksprache mit einem Arzt einzunehmen, um Überdosierungen zu vermeiden.

3.2 Einzelne fettlösliche Vitamine

Fettlösliche Vitamine sind essentielle Nährstoffe, die für eine Vielzahl von Funktionen in unserem Körper notwendig sind. Zu dieser Gruppe gehören die Vitamine A, D, E und K, die jeweils eine einzigartige und entscheidende Rolle für unsere Gesundheit spielen. Im Gegensatz zu wasserlöslichen Vitaminen werden fettlösliche Vitamine im Fettgewebe und in der Leber gespeichert, was sowohl Vorteile als auch Risiken mit sich bringt. In diesem Abschnitt werden wir jedes der fettlöslichen Vitamine detailliert betrachten, einschließlich ihrer Entdeckungsgeschichte, spezifischen Funktionen, Quellen in der Nahrung sowie den Symptomen, die bei Mangel oder Überdosierung auftreten können. Ein tiefgehendes Verständnis dieser Vitamine hilft dabei, ihre Bedeutung für unsere Gesundheit besser zu erfassen und eine ausgewogene Zufuhr sicherzustellen.

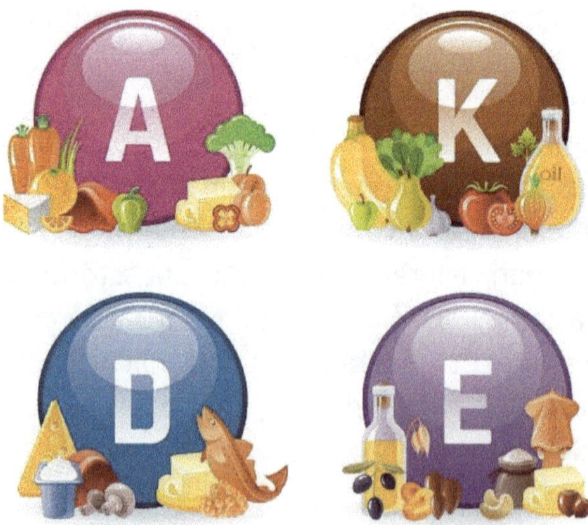

3.2.1 Vitamin A (Retinol, Retinsäure)

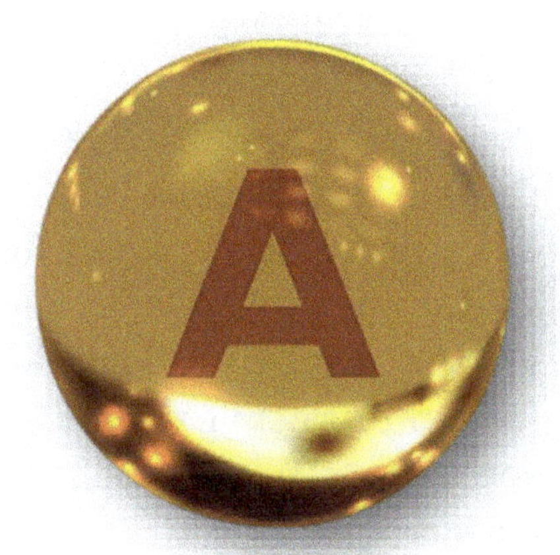

Vitamin A ist ein fettlösliches Vitamin, das eine zentrale Rolle für das Sehvermögen, das Wachstum, die Immunfunktion und die Zellteilung spielt. Es existiert in zwei Hauptformen: Retinoide (wie Retinol und Retinsäure) aus tierischen Quellen und Carotinoide (wie Beta-Carotin) aus pflanzlichen Quellen. Vitamin A ist wichtig für die Aufrechterhaltung gesunder Haut, das Immunsystem und das Sehen, insbesondere in schwachem Licht. Ein Mangel an Vitamin A kann schwerwiegende gesundheitliche Folgen haben, während eine Überdosierung ebenfalls gefährlich sein kann. Im Folgenden wird die Geschichte der Entdeckung von Vitamin A sowie die spezifischen Symptome bei Mangel und Überdosierung beschrieben.

Die Geschichte der Entdeckung

Die Entdeckung von Vitamin A geht auf das frühe 20. Jahrhundert zurück. Forscher bemerkten, dass bestimmte Nahrungsmittel wichtige Substanzen enthalten, die für das Wachstum und die Gesundheit notwendig sind. Im Jahr 1913 entdeckten Elmer

McCollum und Marguerite Davis, dass Butter und Eigelb eine Substanz enthalten, die für das Wachstum und die Verhinderung von Augenkrankheiten essentiell ist. Diese Substanz wurde später als Vitamin A identifiziert. Zur gleichen Zeit erkannte Thomas Osborne, dass das in Karotten enthaltene Beta-Carotin im Körper in Vitamin A umgewandelt wird. Diese Entdeckungen führten zu einem besseren Verständnis der Bedeutung von Vitamin A und seiner Rolle in der menschlichen Ernährung.

Spezifische Symptome bei Mangel

Ein Mangel an Vitamin A kann zu einer Reihe von gesundheitlichen Problemen führen, die oft ernst und langfristig sein können. Die häufigsten Symptome und Erkrankungen, die mit einem Vitamin-A-Mangel verbunden sind, umfassen:

- **Hautprobleme:** Ein Vitamin-A-Mangel kann zu trockener, schuppiger Haut und Hauterkrankungen wie Hyperkeratose führen, bei der die Haut verdickt und schuppig wird.

- **Nachtblindheit:** Eines der frühesten Anzeichen eines Vitamin-A-Mangels ist die Nachtblindheit. Vitamin A ist ein Bestandteil von Rhodopsin, einem Protein in den Augen, das für das Sehen bei schwachem Licht erforderlich ist. Ein Mangel führt dazu, dass die Augen Schwierigkeiten haben, sich an Dunkelheit anzupassen.

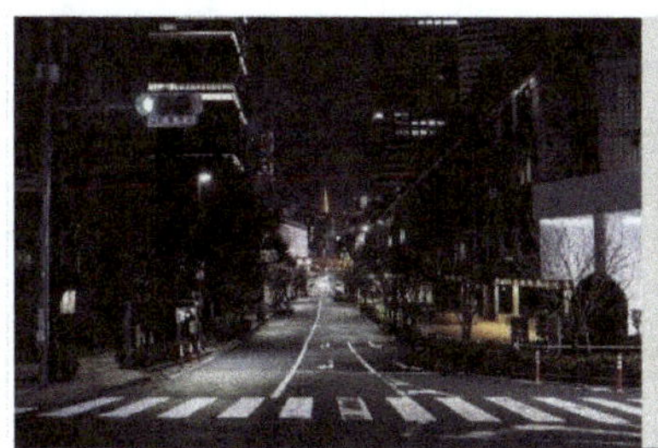

normale Sicht

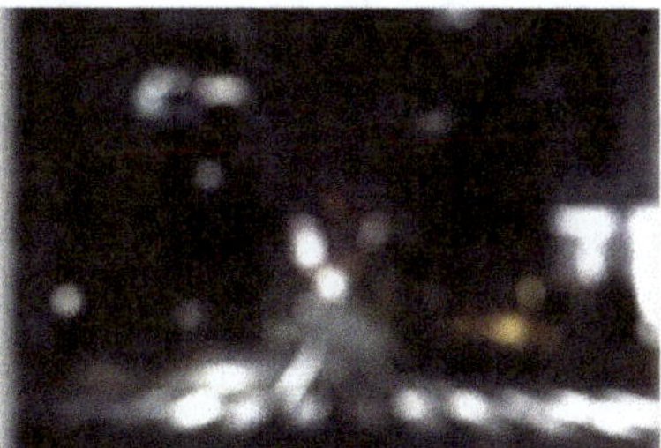

Nachtblindheit

- **Trockene Augen und Bitot-Flecken:** Ein schwerwiegender Mangel kann zu Xerophthalmie führen, einer Erkrankung, die durch trockene, verdickte und trübe Augen gekennzeichnet ist. Bitot-Flecken, schaumige Ansammlungen auf der Bindehaut, sind ebenfalls ein Zeichen für einen schweren Vitamin-A-Mangel.

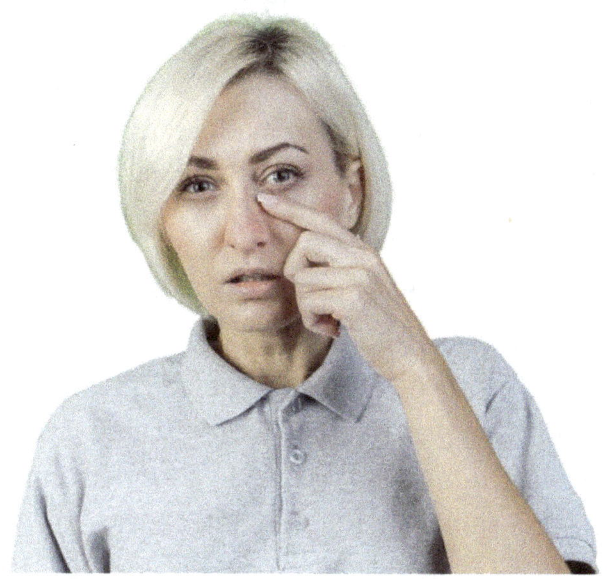

Trockene Augen bei Vitamin-A-Mangel

- **Erhöhtes Infektionsrisiko:** Vitamin A ist entscheidend für ein gesundes Immunsystem. Ein Mangel kann die Abwehrkräfte des Körpers schwächen, was zu häufigeren und schwerwiegenderen Infektionen führt, insbesondere Atemwegs- und Durchfallerkrankungen bei Kindern.

Zusammenfassung: Ein Mangel an Vitamin A kann schwerwiegende Auswirkungen auf das Sehvermögen, das Immunsystem und die Haut haben. Eine rechtzeitige Diagnose und Behandlung sind entscheidend, um langfristige Schäden zu vermeiden und die Gesundheit zu erhalten.

Spezifische Symptome bei Überdosierung

Obwohl Vitamin A essentiell für die Gesundheit ist, kann eine Überdosierung zu toxischen Wirkungen führen. Dies ist insbesondere bei der Einnahme von Nahrungsergänzungsmitteln und Leber, die reich an Retinol ist, der Fall. Die Symptome einer Vitamin-A-Überdosierung umfassen:

- **Akute Toxizität:** Eine kurzfristige Überdosierung von Vitamin A kann zu akuten Symptomen wie Übelkeit, Erbrechen, Kopfschmerzen, Schwindel und verschwommenem Sehen führen. Diese Symptome treten oft innerhalb weniger Stunden nach der Einnahme sehr hoher Dosen auf.

- **Chronische Toxizität:** Eine langfristige Über-dosierung kann schwerwiegendere gesundheitliche

Probleme verursachen. Dazu gehören Leberschäden, Knochenschmerzen, trockene und rissige Haut, Haarausfall und erhöhter Hirndruck, der Kopfschmerzen und Sehstörungen verursachen kann. Bei Schwangeren kann eine Überdosierung von Vitamin A zu Geburtsfehlern führen.

- **Hypervitaminose A:** Dieser Zustand tritt auf, wenn sich zu viel Vitamin A im Körper ansammelt. Zu den Symptomen gehören Hautveränderungen, Knochenschmerzen und Gelenkschmerzen. Langfristig kann es zu Osteoporose und erhöhter Knochenbrüchigkeit kommen.

Zusammenfassung: Eine Überdosierung von Vitamin A kann sowohl akute als auch chronische gesundheitliche Probleme verursachen. Es ist wichtig, die empfohlene Tagesdosis nicht zu überschreiten und bei der Einnahme von Nahrungsergänzungsmitteln vorsichtig zu sein, um toxische Wirkungen zu vermeiden.

Eine ausgewogene Ernährung ist entscheidend, um sicherzustellen, dass weder ein Mangel noch eine Überdosierung auftritt. Durch ein ausgewogenes Verhältnis in der Zufuhr von Vitamin A kann sowohl Mangel als auch Überdosierung vermieden werden, was für die Erhaltung der allgemeinen Gesundheit und des Wohlbefindens unerlässlich ist.

3.2.2 Vitamin D (Calciferol)

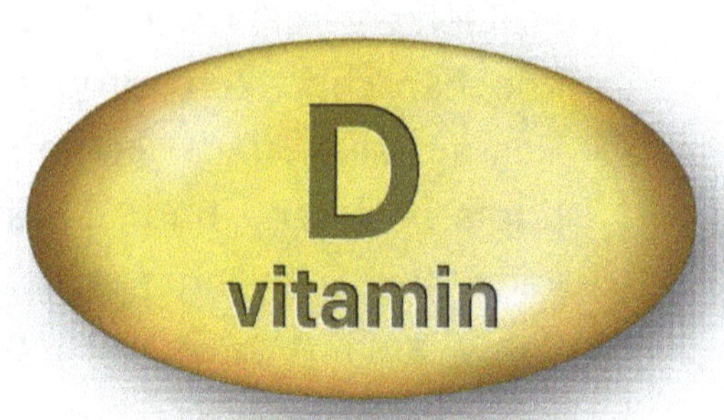

Vitamin D ist ein essentielles fettlösliches Vitamin. das für zahlreiche Körperfunktionen unerlässlich ist. Es spielt eine entscheidende Rolle im Kalzium- und Phosphatstoffwechsel, was für die Knochengesundheit und das Immunsystem von großer Bedeutung ist. Vitamin D wird durch die Einwirkung von UV-Strahlung auf die Haut synthetisiert, kann aber auch über die Nahrung aufgenommen werden. Aufgrund seiner zentralen Rolle im Körper und der Tatsache, dass viele Menschen nicht genügend Sonnenlicht erhalten, ist Vitamin D eines der am häufigsten diskutierten Vitamine in der Gesundheitsforschung.

Die Geschichte der Entdeckung

Die Entdeckung von Vitamin D geht auf die frühen 20er Jahre des 20. Jahrhunderts zurück, als Wissenschaftler nach einem Heilmittel für Rachitis suchten, eine Erkrankung, die durch weiche und deformierte Knochen gekennzeichnet ist. Im Jahr 1922 entdeckte Sir Edward Mellanby, dass Hunde, die mit Lebertran gefüttert wurden, keine Rachitis entwickelten. Er schloss daraus, dass Lebertran einen Faktor enthielt, der gegen Rachitis schützte.

Kurze Zeit später identifizierte Elmer McCollum diesen Faktor als ein fettlösliches Vitamin und nannte es Vitamin D. In den folgenden Jahren wurde festgestellt, dass Vitamin D unter der Einwirkung von UV-Licht in der Haut gebildet werden kann. Dies führte zu einer besseren Verständigung der Rolle von Sonneneinstrahlung in der Prävention von Rachitis und zur Einführung von Vitamin-D-angereicherten Lebensmitteln, wie Milch, was die Prävalenz der Krankheit drastisch verringerte.

Spezifische Symptome bei Mangel

Ein Mangel an Vitamin D kann zu einer Vielzahl von gesundheitlichen Problemen führen, die sowohl das Skelettsystem als auch andere Körperfunktionen betreffen:

- **Immunsystem:** Vitamin D spielt eine wichtige Rolle im Immunsystem. Ein Mangel kann die Anfälligkeit für Infektionen erhöhen und wird auch mit Autoimmunerkrankungen in Verbindung gebracht.

- **Rachitis bei Kindern:** Eine der bekanntesten Auswirkungen von Vitamin-D-Mangel ist Rachitis, eine Krankheit, die bei Kindern zu weichen, schwachen und deformierten Knochen führt. Die Kinder zeigen häufig Anzeichen von Knochenverformungen besonderes in Bein-Knochen, Wachstumsverzögerungen und Schmerzen in den Knochen und Muskeln.

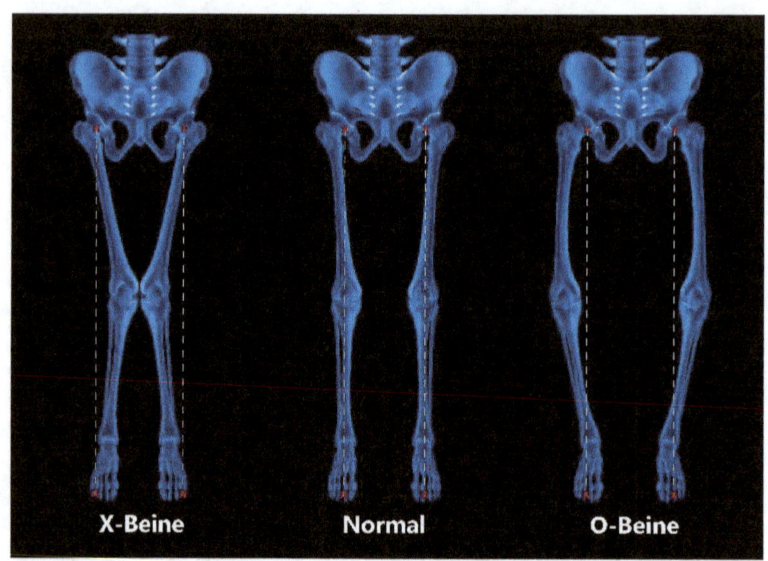

Knochenverformungen der Beine bei Kindern

- **Osteomalazie bei Erwachsenen:** Bei Erwachsenen führt ein Vitamin-D-Mangel zu Osteomalazie, einem Zustand, bei dem die Knochen weich und brüchig werden. Dies äußert sich durch diffuse Knochenschmerzen und Muskelschwäche. Langfristig kann dies das Risiko für Frakturen erhöhen.

- **Osteoporose:** Ein chronischer Mangel an Vitamin D kann zu einer verminderten Knochendichte und Osteoporose führen, besonders bei älteren Menschen. Dies erhöht das Risiko für Knochenbrüche erheblich und kann die Lebensqualität stark beeinträchtigen. Eine rechtzeitige Diagnose und angemessene Behandlung sind daher entscheidend, um schwerwiegende Komplikationen zu vermeiden.

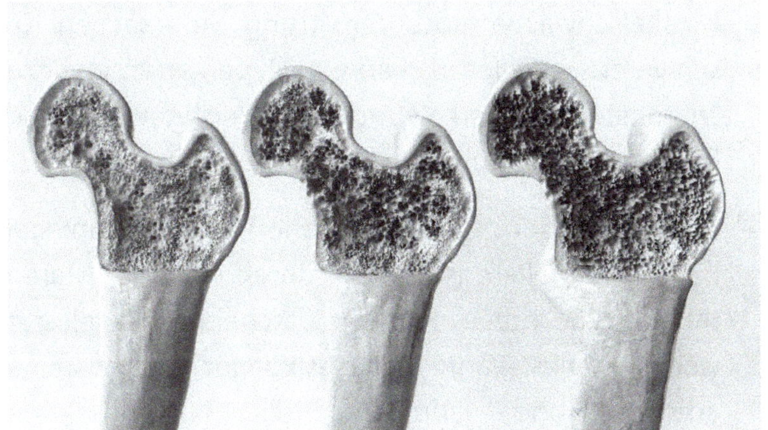

Zunehmende Osteoporose bei Vitamin-D-Mangel

Zusammenfassung: Ein Vitamin-D-Mangel kann schwerwiegende gesundheitliche Auswirkungen haben, insbesondere auf die Knochengesundheit. Eine ausreichende Zufuhr durch Sonnenexposition und Nahrung ist entscheidend, um diese Risiken zu minimieren.

Spezifische Symptome bei Überdosierung

Eine Überdosierung von Vitamin D ist seltener, aber potenziell gefährlich, da überschüssiges Vitamin D im Körper gespeichert wird und toxische Wirkungen haben kann:

- **Hyperkalzämie:** Die häufigste Folge einer Vitamin-D-Überdosierung ist Hyperkalzämie, ein Zustand, bei dem der Kalziumspiegel im Blut zu hoch ist. Dies kann Symptome wie Übelkeit, Erbrechen, Appetitlosigkeit, Durst, häufiges Wasserlassen,

Muskelschwäche und Verwirrung verursachen. In schweren Fällen kann Hyperkalzämie zu Nierensteinen, Verkalkung der Weichgewebe und Herzproblemen führen.

- **Nierenschäden:** Chronisch hohe Vitamin-D-Spiegel können zu Nierenschäden führen, da die Nieren durch die hohe Kalziumausscheidung belastet werden. Dies kann das Risiko für Nierensteine erhöhen und langfristig die Nierenfunktion beeinträchtigen.

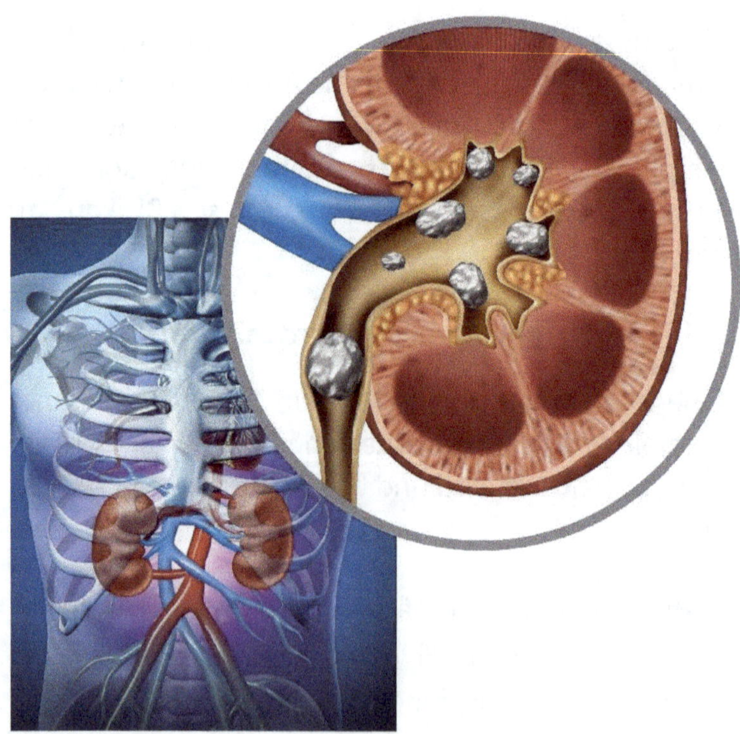

Nierensteine

- **Kardiovaskuläre Probleme:** Eine Überdosierung von Vitamin D kann zu Verkalkungen in den Blutgefäßen und im Herzen führen, was das Risiko für Herz-Kreislauf-Erkrankungen erhöht.

- **Schwäche und Müdigkeit:** Übermäßige Mengen an Vitamin D können auch zu allgemeiner Schwäche und Müdigkeit führen, da der hohe Kalziumspiegel die normale Funktion von Muskeln und Nerven beeinträchtigen kann.

Zusammenfassend, eine Überdosierung von Vitamin D kann schwerwiegende gesundheitliche Folgen haben, einschließlich Hyperkalzämie, Nierenschäden und kardiovaskulären Problemen.

Es ist wichtig, Nahrungsergänzungsmittel nur in den empfohlenen Mengen einzunehmen und die Vitamin-D-Spiegel im Körper regelmäßig zu überwachen, insbesondere bei einer langfristigen Supplementierung. Die Zusammenarbeit mit einem Arzt oder Ernährungsberater kann helfen, die richtige Dosierung zu finden und mögliche Risiken zu minimieren. Durch das Verständnis der Bedeutung und der richtigen Dosierung von Vitamin D können wir unsere Gesundheit effektiv unterstützen und die Risiken von Mangel oder Überdosierung minimieren.

3.2.3 Vitamin E (Tocopherol)

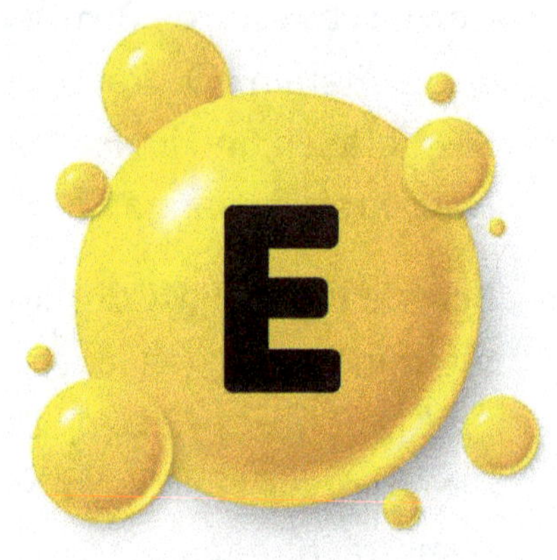

Vitamin E ist ein essenzielles fettlösliches Vitamin, das für seine starken antioxidativen Eigenschaften bekannt ist. Es spielt eine entscheidende Rolle beim Schutz der Zellen vor oxidativem Stress, der durch freie Radikale verursacht wird. Darüber hinaus unterstützt Vitamin E das Immunsystem, die Hautgesundheit und viele andere physiologische Funktionen. Aufgrund seiner wichtigen Rolle im Körper ist es notwendig, eine ausreichende Zufuhr dieses Vitamins sicherzustellen, um Mangelerscheinungen zu vermeiden. In diesem Abschnitt werden wir die Geschichte der Entdeckung von Vitamin E, die spezifischen Symptome bei Mangel und die Symptome bei Überdosierung untersuchen.

Die Geschichte der Entdeckung

Die Entdeckung von Vitamin E geht auf das frühe 20. Jahrhundert zurück. 1922 entdeckten die amerikanischen Wissenschaftler Herbert Evans und Katharine Bishop, dass Ratten, die eine bestimmte fettarme Diät erhielten, reproduktive Probleme entwickelten. Sie beobachteten, dass diese Probleme durch die Zugabe von Weizenkeimöl zur Diät behoben werden konnten. Die fettlösliche Substanz in diesem Öl wurde als essentiell für die Reproduktion erkannt und später als „Tocopherol" bezeichnet, ein Begriff, der aus dem Griechischen stammt und „Geburtsbringer" bedeutet. Die Entdeckung von Vitamin E und seine Bedeutung für die Gesundheit führten zu intensiver Forschung und zur Isolierung des Vitamins in reiner Form.

Spezifische Symptome bei Mangel

Ein Mangel an Vitamin E ist relativ selten, da das Vitamin in vielen Lebensmitteln vorkommt und der Körper es speichern kann. Dennoch können bestimmte Bedingungen und Krankheiten zu einem Mangel führen, der verschiedene gesundheitliche Probleme verursacht:

- **Neurologische Symptome:** Ein chronischer Vitamin-E-Mangel kann zu neurologischen Störungen führen, die durch oxidative Schäden an Nervenzellen verursacht werden. Dies kann sich in Form von Koordinationsstörungen, Muskelschwäche und Nervenschäden äußern. Patienten können auch unter Taubheit, Kribbeln und verminderter Reflexfähigkeit leiden.

- **Hämolytische Anämie:** Bei Frühgeborenen und Neugeborenen kann ein Vitamin-E-Mangel zu hämolytischer Anämie führen, einer Erkrankung, bei der rote Blutkörperchen zerstört werden. Dies führt zu Symptomen wie Müdigkeit, Schwäche und Blässe.

- **Immunschwäche:** Ein Vitamin-E-Mangel kann das Immunsystem schwächen und die Anfälligkeit für Infektionen erhöhen. Dies ist besonders problematisch bei älteren Menschen und Personen mit chronischen Krankheiten.

- **Augenprobleme:** Einige Studien haben gezeigt, dass ein Vitamin-E-Mangel das Risiko für Augenkrankheiten wie Katarakte und Makuladegeneration erhöhen kann.

Zusammenfassung: Ein Mangel an Vitamin E kann zu ernsthaften gesundheitlichen Problemen führen, einschließlich neurologischer Störungen, Anämie und Immunschwäche. Eine ausgewogene Ernährung, die reich an Vitamin-E-Quellen wie Nüssen, Samen und grünem Blattgemüse ist, kann dazu beitragen, diese Risiken zu minimieren.

Spezifische Symptome bei Überdosierung

Obwohl Vitamin E im Allgemeinen als sicher gilt, kann eine übermäßige Zufuhr, insbesondere durch Nahrungsergänzungsmittel, zu negativen gesundheitlichen Auswirkungen führen:

- **Blutungsrisiko:** Hohe Dosen von Vitamin E können die Blutgerinnung hemmen, was zu einem erhöhten Blutungsrisiko führt. Dies ist besonders gefährlich für Menschen, die blutverdünnende Medikamente einnehmen oder an Blutgerinnungsstörungen leiden.

In schweren Fällen kann es zu inneren Blutungen und Schlaganfällen kommen.

- **Gastrointestinale Beschwerden:** Übermäßige Mengen an Vitamin E können Magen-Darm-Beschwerden wie Übelkeit, Durchfall und Magenkrämpfe verursachen. Diese Symptome treten in der Regel bei sehr hohen Dosen auf, die weit über den empfohlenen täglichen Bedarf hinausgehen.

- **Erhöhtes Risiko für Prostatakrebs:** Einige Studien haben gezeigt, dass eine langfristige Supplementierung mit hohen Dosen von Vitamin E das Risiko für Prostatakrebs bei Männern erhöhen kann. Dies unterstreicht die Notwendigkeit, Nahrungsergänzungsmittel nur in den empfohlenen Mengen einzunehmen.

Zusammenfassung: Eine Überdosierung von Vitamin E kann Blutungsstörungen, gastrointestinale Beschwerden und ein erhöhtes Krebsrisiko verursachen. Es ist wichtig, Nahrungsergänzungsmittel verantwortungsbewusst zu verwenden und die empfohlene tägliche Zufuhr nicht zu überschreiten, um diese Risiken zu vermeiden. Durch das Verständnis der Geschichte, der spezifischen Symptome bei Mangel und Überdosierung und der richtigen Anwendung von Vitamin E können wir sicherstellen, dass wir dieses wichtige Vitamin in einer Weise konsumieren, die unsere Gesundheit optimal unterstützt.

3.2.4 Vitamin K (Phyllochinon, Menachinon)

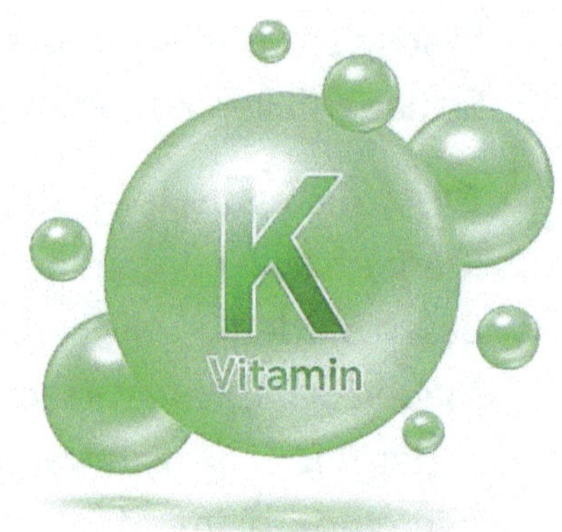

Vitamin K ist ein fettlösliches Vitamin, das eine entscheidende Rolle bei der Blutgerinnung und der Knochengesundheit spielt. Es existiert in zwei Hauptformen: **Vitamin K1** (Phyllochinon), das in pflanzlichen Lebensmitteln vorkommt, und **Vitamin K2** (Menachinon), das in tierischen Produkten und fermentierten Lebensmitteln zu finden ist. Vitamin K ist unerlässlich für die Aktivierung von Proteinen, die für die Blutgerinnung und den Knochenstoffwechsel wichtig sind. In diesem Abschnitt werden wir die Geschichte der Entdeckung von Vitamin K, die spezifischen Symptome bei Mangel und Überdosierung betrachten.

Die Geschichte der Entdeckung

Die Entdeckung von Vitamin K begann in den 1920er Jahren, als der dänische Biochemiker Henrik Dam die Rolle dieses Vitamins bei der Blutgerinnung erforschte. Dam bemerkte, dass Küken, die mit einer cholesterinfreien Diät gefüttert wurden, starke Blutungen entwickelten. Diese Symptome wurden nicht durch einen Mangel an Cholesterin verursacht, sondern durch das Fehlen eines bisher unbekannten Nährstoffs, den er als „Koagulationsvitamin" (Vitamin K) bezeichnete.

Henrik Dam und der amerikanische Biochemiker Edward Doisy, der die chemische Struktur von Vitamin K entschlüsselte, erhielten 1943 den Nobelpreis für Medizin für ihre bahnbrechenden Arbeiten. Ihre Forschung führte zur Isolierung und Synthese von Vitamin K und ermöglichte die Entwicklung von Vitamin-K-Präparaten zur Behandlung und Prävention von Blutungsstörungen.

Spezifische Symptome bei Mangel

Ein Mangel an Vitamin K kann schwerwiegende gesundheitliche Probleme verursachen, da dieses Vitamin für die Synthese von Proteinen notwendig ist, die die Blutgerinnung regulieren und den Knochenaufbau unterstützen:

- **Blutgerinnungsstörungen:** Das offensichtlichste und gefährlichste Symptom eines Vitamin-K-Mangels ist eine beeinträchtigte Blutgerinnung. Menschen mit Vitamin-K-Mangel können unter häufigen Nasenbluten, leichtem Auftreten von Blutergüssen, übermäßigen Blutungen bei Verletzungen und Menorrhagie (starke Menstruationsblutungen) leiden. In schweren Fällen kann es zu lebensbedrohlichen Blutungen kommen, insbesondere bei Neugeborenen, die noch keine ausreichenden Vitamin-K-Speicher aufgebaut haben.

- **Knochengesundheit:** Vitamin K ist wichtig für die Aktivierung von Osteocalcin, einem Protein, das für die Bindung von Kalzium an die Knochenmatrix notwendig ist. Ein langfristiger Mangel an Vitamin K kann die Knochendichte verringern und das Risiko für Osteoporose und Frakturen erhöhen.

- **Kardiovaskuläre Gesundheit:** Es gibt Hinweise darauf, dass Vitamin K auch eine Rolle bei der Verhinderung von Verkalkungen in den Blutgefäßen spielt. Ein Mangel könnte somit das Risiko für Arteriosklerose und Herz-Kreislauf-Erkrankungen erhöhen.

Spezifische Symptome bei Überdosierung

Eine Überdosierung von Vitamin K ist sehr selten, da der Körper überschüssiges Vitamin K in der Regel gut regulieren kann. Allerdings kann die Einnahme extrem hoher Dosen von synthetischem Vitamin K (Vitamin K3 oder Menadion) toxisch sein und gesundheitliche Probleme verursachen:

- **Hämolytische Anämie und Hyperbilirubinämie:** Bei Neugeborenen und Säuglingen kann eine übermäßige Zufuhr von Vitamin K zu Hämolytischer Anämie führen, bei der die roten Blutkörperchen zerstört werden, und zu Hyperbilirubinämie, einem Zustand, bei dem zu viel Bilirubin im Blut vorhanden ist. Dies kann Gelbsucht verursachen und in schweren Fällen zu Hirnschäden führen.

- **Toxizität:** Hohe Dosen von Vitamin K3 können bei Erwachsenen und Kindern toxisch wirken und die Leberfunktion beeinträchtigen. Dies führt zu Symptomen wie Übelkeit, Erbrechen und in schweren Fällen zu Leberversagen.

- **Wechselwirkungen mit Medikamenten:** Eine hohe Vitamin-K-Zufuhr kann die Wirkung von Antikoagulanzien (Blutverdünnern) wie Warfarin beeinträchtigen, da Vitamin K die Blutgerinnung fördert. Dies kann das Risiko für Blutgerinnsel erhöhen und die Wirksamkeit der medikamentösen Behandlung verringern.

Zusammenfassung: Vitamin K ist essentiell für die Blutgerinnung und die Knochengesundheit. Ein Mangel kann zu schweren Blutgerinnungsstörungen und einer verringerten Knochendichte führen, was das Risiko für Frakturen und Blutungen erhöht. Eine Überdosierung ist selten, kann jedoch zu toxischen Effekten und gefährlichen Wechselwirkungen mit Medikamenten wie Blutverdünnern führen. Eine ausgewogene Ernährung, die reich an Vitamin-K-haltigen Lebensmitteln ist, und eine bewusste Einnahme von Nahrungs-ergänzungsmitteln sind entscheidend, um die optimale Gesundheit und Funktion des Körpers zu gewährleisten. Regelmäßige ärztliche Kontrollen helfen, den Vitamin-K-Status zu überwachen und Mängel oder Überschüsse frühzeitig zu erkennen.

3.3 Ursachen und Risikofaktoren

Die Ursachen und Risikofaktoren für Vitaminmangel und -überdosierung sind vielfältig und können durch Ernährungsgewohnheiten, gesundheitliche Zustände und Lebensumstände beeinflusst werden. Fettlösliche Vitamine, zu denen die Vitamine A, D, E und K gehören, erfordern besondere Aufmerksamkeit, da sie im Körper gespeichert werden und sowohl Mangel- als auch Überdosierungserscheinungen verursachen können. In diesem Abschnitt werden wir die wichtigsten Ursachen für Vitaminmangel und -überdosierung untersuchen, Risikofaktoren und Risikogruppen identifizieren und effektive Vorbeugungsstrategien vorstellen.

3.3.1 Ursachen für Vitaminmangel

Ein Vitaminmangel kann durch verschiedene Faktoren verursacht werden, die sowohl die Aufnahme als auch die Verwertung der Vitamine beeinträchtigen:

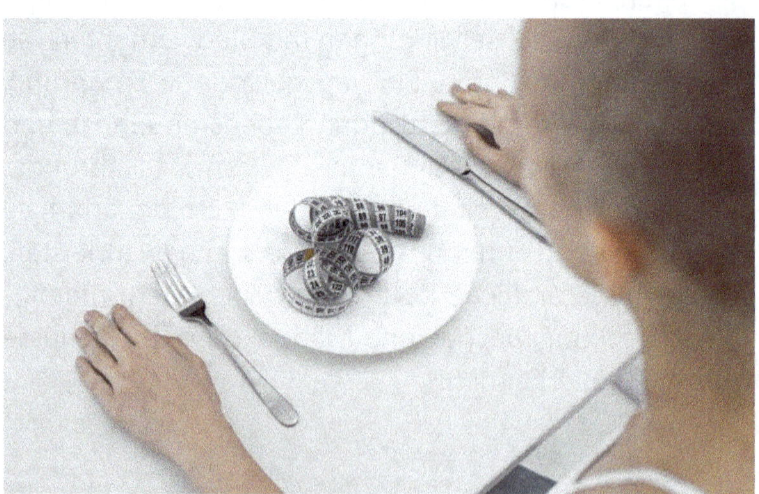

- **Unzureichende Zufuhr durch die Ernährung:** Eine der häufigsten Ursachen für Vitaminmangel ist eine unausgewogene Ernährung. Menschen, die sich hauptsächlich von stark verarbeiteten Lebensmitteln ernähren, haben oft einen Mangel an essentiellen Vitaminen. Dies betrifft insbesondere fettlösliche Vitamine, die in frischem Obst, Gemüse, Fisch, Fleisch und Milchprodukten vorkommen.

- **Malabsorptionsstörungen:** Bestimmte Erkrankungen beeinträchtigen die Fähigkeit des Darms, Nährstoffe aufzunehmen. Dazu gehören Zöliakie, Morbus Crohn und chronische Pankreatitis. Auch nach Operationen am Magen-Darm-Trakt, wie bei einer Magenbypass-Operation, kann es zu Malabsorptionsproblemen kommen.

- **Erhöhter Bedarf:** Bestimmte Lebensphasen oder Zustände erhöhen den Bedarf an Vitaminen. Schwangere und stillende Frauen, Kinder und Jugendliche im Wachstum, ältere Menschen sowie Personen, die intensive körperliche Aktivitäten ausüben, haben einen höheren Vitaminbedarf. Wenn dieser erhöhte Bedarf nicht durch die Ernährung gedeckt wird, kann es zu einem Mangel kommen.

- **Medikamente:** Einige Medikamente können die Vitaminaufnahme oder -verwertung beeinträchtigen. Dazu gehören Antikonvulsiva, die die Verwertung von Vitamin D beeinträchtigen, und Cholestyramin, das die Aufnahme von fettlöslichen Vitaminen stören kann.

- **Lebensstilfaktoren:** Chronischer Alkoholmissbrauch und Rauchen können die Vitaminaufnahme und -verwertung negativ beeinflussen. Alkoholiker haben oft einen Mangel an fettlöslichen Vitaminen, und Raucher benötigen mehr Vitamin E, da ihr Körper aufgrund des oxidativen Stresses mehr davon verbraucht.

3.3.2 Ursachen für Vitaminüberdosierung

Eine Überdosierung von fettlöslichen Vitaminen kann durch mehrere Faktoren verursacht werden, hauptsächlich durch unsachgemäße Einnahme von Nahrungsergänzungsmitteln:

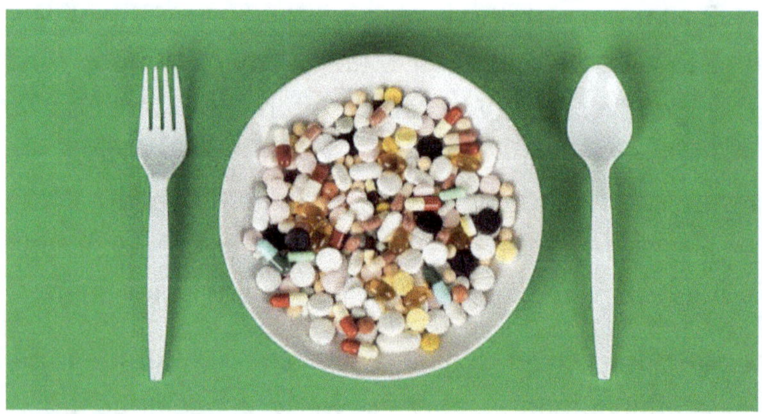

- **Übermäßige Einnahme von Nahrungsergänzungsmitteln:** Die häufigste Ursache für eine

Vitaminüberdosierung ist die übermäßige Einnahme von Nahrungsergänzungsmitteln. Viele Menschen nehmen hohe Dosen von Vitaminpräparaten in der irrigen Annahme, dass „mehr besser ist". Dies kann insbesondere bei fettlöslichen Vitaminen problematisch sein, da diese im Körper gespeichert werden und sich ansammeln können.

- **Falsche Dosierung:** Eine falsche Dosierung von verschriebenen Vitaminpräparaten kann ebenfalls zu einer Überdosierung führen. Dies passiert oft, wenn die Anweisungen des Arztes nicht genau befolgt werden oder wenn es zu Missverständnissen bei der Dosierung kommt.

- **Therapeutische Anwendungen:** In einigen Fällen werden sehr hohe Dosen von Vitaminen therapeutisch eingesetzt, z.B. hochdosierte Vitamin-D-Infusionen bei bestimmten Erkrankungen. Solche Anwendungen sollten immer unter strenger ärztlicher Aufsicht erfolgen, um das Risiko einer Überdosierung zu minimieren.

- **Angereicherte Lebensmittel:** Der Verzehr von stark angereicherten Lebensmitteln in Kombination mit Nahrungsergänzungsmitteln kann ebenfalls zu einer übermäßigen Zufuhr führen. Dies ist besonders dann der Fall, wenn zusätzlich zu einer normalen Ernährung noch hochdosierte Supplemente eingenommen werden.

3.3.3 Risikofaktoren und Risikogruppen

Bestimmte Gruppen von Menschen sind einem höheren Risiko für Vitaminmangel oder -überdosierung ausgesetzt. Zu den wichtigsten Risikofaktoren und Risikogruppen gehören:

- **Ältere Menschen:** Mit zunehmendem Alter nimmt die Fähigkeit des Körpers, Vitamine aufzunehmen und zu verwerten, ab. Ältere Menschen haben oft einen geringeren Appetit und konsumieren weniger nährstoffreiche Lebensmittel. Sie sind daher besonders anfällig für Mängel, insbesondere von Vitamin D und Vitamin K.

- **Schwangere und stillende Frauen:** Diese Gruppe hat einen erhöhten Bedarf an verschiedenen Vitaminen, einschließlich Vitamin A, D und K. Ein Mangel an diesen Vitaminen kann sowohl für die Mutter als auch für das Kind schwerwiegende Folgen haben. Überdosierung von Vitamin A kann jedoch auch zu Geburtsfehlern führen, was eine genaue Dosierung erfordert.

- **Veganer und Vegetarier:** Personen, die auf tierische Produkte verzichten, haben ein höheres Risiko für Mängel an Vitamin D und K, die hauptsächlich in tierischen Produkten vorkommen. Sie müssen sicherstellen, dass sie ihre Nährstoffbedürfnisse durch angereicherte Lebensmittel oder Nahrungsergänzungsmittel decken.

- **Menschen mit chronischen Erkrankungen:** Personen mit chronischen Erkrankungen wie Leber- oder Nierenerkrankungen haben häufig Schwierigkeiten, Vitamine zu verwerten oder zu speichern. Auch Menschen mit chronischem Alkoholmissbrauch haben ein erhöhtes Risiko für Vitaminmangel.

- **Menschen mit eingeschränktem Zugang zu gesunder Ernährung:** In Entwicklungsländern und in sozialen Brennpunkten ist der Zugang zu frischem Obst und Gemüse oft eingeschränkt. Menschen in diesen Bereichen haben ein höheres Risiko für Vitaminmangel.

3.3.4 Vorbeugungsmaßnahmen

Es gibt mehrere wirksame Strategien, um Vitaminmangel und -überdosierung zu verhindern:

- **Ausgewogene Ernährung:** Eine abwechslungsreiche und ausgewogene Ernährung, die reich an Obst, Gemüse, Vollkornprodukten, magerem Fleisch und Milchprodukten ist, kann die meisten Vitaminbedürfnisse decken. Der Fokus sollte auf der Aufnahme von natürlichen Nahrungsquellen liegen, die eine Vielzahl von Vitaminen und Nährstoffen liefern.

- **Gezielte Supplementierung:** Nahrungsergänzungsmittel sollten nur bei nachgewiesenem Bedarf und unter ärztlicher Aufsicht eingenommen werden.

Besonders gefährdete Gruppen wie Schwangere, ältere Menschen und Veganer können von gezielten Ergänzungen profitieren.

- **Aufklärung und Beratung:** Gesundheitskampagnen und Ernährungsberatung können das Bewusstsein für die Bedeutung von Vitaminen und eine ausgewogene Ernährung schärfen. Personen sollten über die Risiken sowohl eines Mangels als auch einer Überdosierung informiert werden.

- **Regelmäßige Gesundheitschecks:** Regelmäßige Arztbesuche und Blutuntersuchungen können helfen, Vitaminmangel oder -überdosierung frühzeitig zu erkennen und zu behandeln. Dies ist besonders wichtig für Risikogruppen wie ältere Menschen und Menschen mit chronischen Krankheiten.

- **Angereicherte Lebensmittel:** In Regionen, in denen bestimmte Vitaminmängel weit verbreitet sind, kann die Anreicherung von Grundnahrungsmitteln mit Vitaminen eine effektive Maßnahme sein. Beispiele sind die Anreicherung von Mehl mit Folsäure und die Zugabe von Vitamin D zu Milchprodukten.

Durch die Implementierung dieser Vorbeugungsmaßnahmen kann das Risiko von Vitaminmangel und -überdosierung erheblich reduziert werden, was zu einer besseren allgemeinen Gesundheit und Lebensqualität führt.

3.4 Diagnose und Therapie

Die Diagnose und Therapie von Vitaminmangel und -überdosierung sind entscheidende Schritte zur Erhaltung der Gesundheit. Eine frühzeitige Erkennung und geeignete Behandlung können schwerwiegende gesundheitliche Folgen verhindern. In diesem Abschnitt werden wir die ärztlichen Diagnoseverfahren zur Identifizierung von Vitaminmangel und -überdosierung untersuchen, die entsprechenden Therapiemaßnahmen und die Notwendigkeit regelmäßiger ärztlicher Kontrolle und Überwachung erläutern. Diese Informationen sind besonders wichtig für Risikogruppen und Personen, die Nahrungsergänzungsmittel einnehmen, um eine ausgewogene Vitaminversorgung sicherzustellen.

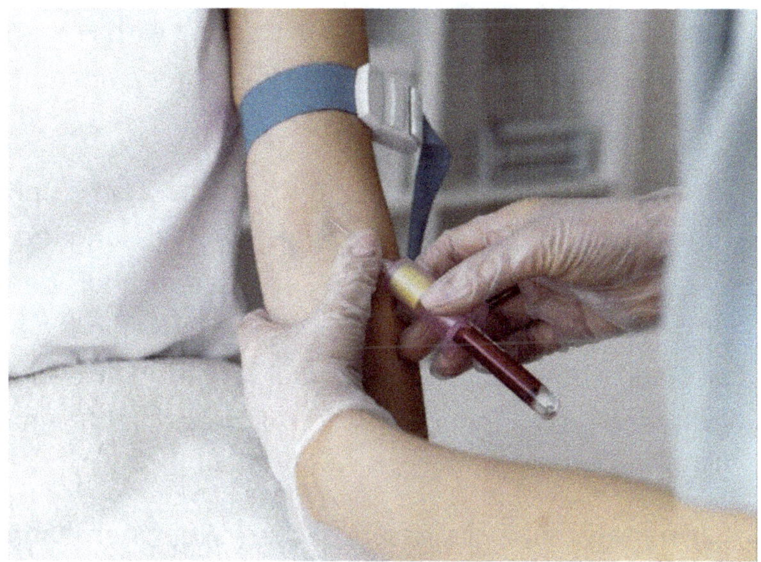

3.4.1 Ärztliche Diagnoseverfahren

Die Diagnose von Vitaminmangel und -überdosierung erfolgt durch eine Kombination aus klinischer Untersuchung, Anamnese und spezifischen Labortests:

- **Klinische Untersuchung:** Der erste Schritt besteht in der gründlichen klinischen Untersuchung durch einen Arzt. Symptome wie Müdigkeit, Hautveränderungen, neurologische Störungen und andere Auffälligkeiten können auf einen Vitaminmangel oder -überschuss hinweisen.

- **Anamnese:** Eine detaillierte Erhebung der Krankengeschichte und Ernährungsgewohnheiten hilft, potenzielle Ursachen für Vitaminmangel oder -überdosierung zu identifizieren. Der Arzt wird Fragen zu Ernährung, Lebensstil, Medikamenteneinnahme und Vorerkrankungen stellen.

- **Bluttests:** Spezifische Blutuntersuchungen sind entscheidend für die Diagnose. Die Messung der Vitaminspiegel im Blut gibt Aufschluss über den Vitaminstatus. Beispielsweise kann ein niedriger Vitamin-D-Spiegel auf einen Mangel hinweisen, während ein hoher Vitamin-A-Spiegel auf eine Überdosierung hindeuten kann.

- **Urinanalysen:** Bei wasserlöslichen Vitaminen kann eine Urinanalyse zusätzliche Informationen liefern.

Überschüssige Mengen wasserlöslicher Vitamine werden über den Urin ausgeschieden, was Aufschluss über eine mögliche Überdosierung geben kann.

- **Bildgebende Verfahren:** In einigen Fällen, insbesondere bei fettlöslichen Vitaminen, können bildgebende Verfahren wie Ultraschall oder MRT erforderlich sein, um Schäden an Organen wie der Leber oder den Nieren zu erkennen, die durch Vitaminüberdosierung verursacht wurden.

3.4.2 Therapiemaßnahmen bei Vitaminmangel

Die Behandlung von Vitaminmangel umfasst verschiedene Ansätze, je nach Schweregrad des Mangels und den individuellen Bedürfnissen des Patienten:

- **Ernährungsumstellung:** Eine der ersten Maßnahmen besteht in der Anpassung der Ernährung, um den Mangel an Vitaminen zu beheben. Der Verzehr von vitaminreichen Lebensmitteln wie Obst, Gemüse, Vollkornprodukten, Fisch, Fleisch und Milchprodukten wird empfohlen.

- **Nahrungsergänzungsmittel:** Bei schwerem Vitaminmangel oder wenn die Ernährungsumstellung allein nicht ausreicht, können Nahrungsergänzungsmittel verschrieben werden. Diese sollten unter ärztlicher Aufsicht eingenommen werden, um die richtige Dosierung sicherzustellen und Nebenwirkungen zu vermeiden.

- **Vitamin-Injektionen:** In Fällen von schwerem Mangel, wie beispielsweise bei einem Vitamin-D-Mangel, können Vitamin-Injektionen erforderlich sein. Diese bieten eine schnellere und effektivere Möglichkeit, den Vitaminspiegel zu erhöhen.

- **Behandlung von Grunderkrankungen:** Wenn der Vitaminmangel durch eine Grunderkrankung wie eine Malabsorptionsstörung verursacht wird, muss diese ebenfalls behandelt werden. Dies kann Medikamente oder spezifische Therapien umfassen, um die Nährstoffaufnahme zu verbessern.

3.4.3 Therapiemaßnahmen bei Vitaminüberdosierung

Die Behandlung einer Vitaminüberdosierung erfordert eine sorgfältige medizinische Überwachung und spezifische Maßnahmen, um die überschüssigen Vitamine aus dem Körper zu entfernen und die Symptome zu lindern:

- **Absetzen von Nahrungsergänzungsmitteln:** Der erste Schritt bei der Behandlung einer Überdosierung ist das sofortige Absetzen aller Vitaminpräparate und Nahrungsergänzungsmittel. Dies stoppt die weitere Zufuhr der überdosierten Vitamine.

- **Symptomatische Behandlung:** Bei auftretenden Symptomen wie Magen-Darm-Beschwerden, Hautreaktionen oder neurologischen Störungen kann eine symptomatische Behandlung erforderlich sein. Dies kann die Gabe von Antihistaminika, Schmerzmitteln oder anderen Medikamenten umfassen.

- **Intravenöse Flüssigkeitstherapie:** In schweren Fällen, insbesondere bei fettlöslichen Vitaminen, kann eine intravenöse Flüssigkeitstherapie notwendig sein, um die Vitamine aus dem Körper auszuspülen und die Organe zu entlasten.

- **Überwachung und Behandlung von Organschäden:** Bei Verdacht auf Organschäden, wie Leberschäden durch Vitamin-A-Überdosierung, müssen spezifische medizinische Maßnahmen ergriffen werden. Dies kann eine intensive Überwachung und in einigen Fällen eine stationäre Behandlung erfordern.

3.4.4 Ärztliche Kontrolle und Überwachung

Regelmäßige ärztliche Kontrolle und Überwachung sind entscheidend, um den Vitaminstatus im Körper zu überwachen und frühzeitig auf Veränderungen reagieren zu können:

- **Regelmäßige Blutuntersuchungen:** Für Personen, die Nahrungsergänzungsmittel einnehmen oder zur

Risikogruppe für Vitaminmangel gehören, sind regelmäßige Blutuntersuchungen wichtig, um den Vitaminspiegel im Auge zu behalten und Anpassungen vorzunehmen.

- **Langzeitüberwachung:** Bei chronischen Erkrankungen oder nach einer Behandlung von Vitaminmangel oder -überdosierung ist eine langfristige Überwachung notwendig, um Rückfälle zu vermeiden und die Gesundheit zu sichern.

- **Individuelle Beratung:** Eine kontinuierliche Beratung durch Ärzte und Ernährungsberater hilft, die richtige Balance in der Vitaminzufuhr zu finden und individuelle Ernährungspläne zu erstellen, die den spezifischen Bedürfnissen gerecht werden.

- **Anpassung der Therapie:** Basierend auf den Ergebnissen der Überwachung können Therapie-maßnahmen angepasst werden, um sicherzustellen, dass die Vitaminspiegel im optimalen Bereich bleiben und keine neuen gesundheitlichen Probleme auftreten.

Durch eine umfassende Diagnose und gezielte Therapie, kombiniert mit regelmäßiger Kontrolle und Überwachung, kann die richtige Balance in der Vitaminversorgung erreicht werden. Dies ist entscheidend, um die Gesundheit zu erhalten und möglichen Mangel- oder Überdosierungs-erscheinungen frühzeitig entgegenzuwirken.

3.5 Dauerschäden
bei Mangel und Überdosierung
der fettlöslichen Vitamine

Fettlösliche Vitamine, zu denen die Vitamine A, D, E und K gehören, sind für zahlreiche physiologische Prozesse im Körper unerlässlich. Ein Mangel oder eine Überdosierung dieser Vitamine kann schwerwiegende und oft irreversible gesundheitliche Schäden verursachen. In diesem Abschnitt werden wir die möglichen Dauerschäden untersuchen, die durch einen langfristigen Mangel oder eine Überdosierung dieser Vitamine entstehen können. Ein besseres Verständnis dieser Risiken hilft, präventive Maßnahmen zu ergreifen und die Gesundheit langfristig zu schützen.

Dauerschäden bei Vitaminmangel

Ein anhaltender Mangel an fettlöslichen Vitaminen kann zu verschiedenen langfristigen und oft irreversiblen gesundheitlichen Problemen führen:

- **Vitamin A-Mangel:** Chronischer Vitamin-A-Mangel kann zu dauerhaften Sehstörungen führen, einschließlich Nachtblindheit und Xerophthalmie, einer Erkrankung, die zu Hornhautgeschwüren und letztendlich zur Erblindung führt. Kinder in Entwicklungsländern sind besonders gefährdet, und der Mangel kann auch das Immunsystem schwächen, was zu einer erhöhten Anfälligkeit für Infektionen und einer höheren Sterblichkeitsrate führt.

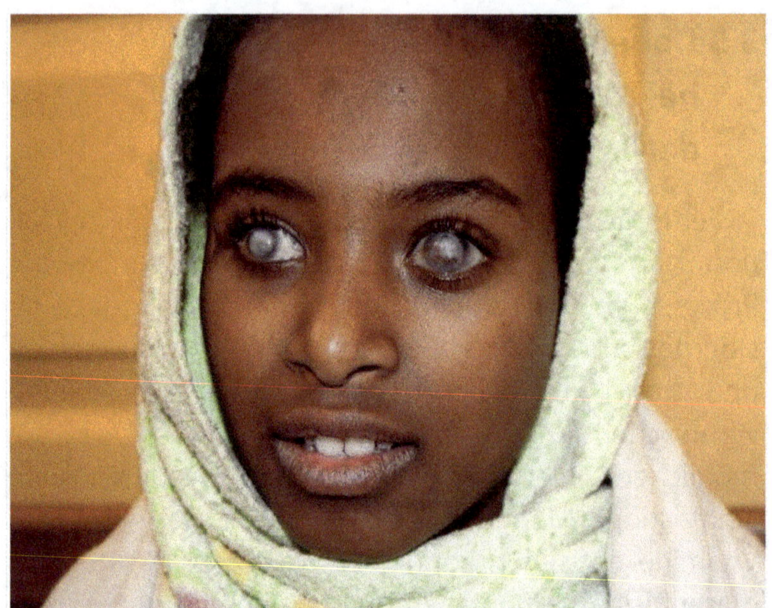

**Blindheit durch Vitamin-A-Mangel in 12-jähriger Mädchen
Jedes Jahr werden ca. 250.000 bis 500.000 Kinder wegen
Vitamin-A-Mangel Blind, die Hälfte davon sterben im 1. Jahr.**
Quelle: www.flickr.com/photos/communityeyehealth/5492473278

- **Vitamin D-Mangel:** Langfristiger Vitamin-D-Mangel kann zu Rachitis bei Kindern und Osteomalazie bei Erwachsenen führen, beide Zustände sind durch weiche, schwache Knochen gekennzeichnet. Bei Erwachsenen kann ein chronischer Mangel auch das Risiko für Osteoporose erhöhen, was zu erhöhter Knochenbrüchigkeit und einer höheren Wahrscheinlichkeit von Frakturen führt. Ein unzureichender Vitamin-D-Spiegel wird auch mit einem erhöhten Risiko für Herz-Kreislauf-Erkrankungen, Diabetes und bestimmten Krebsarten in Verbindung gebracht.

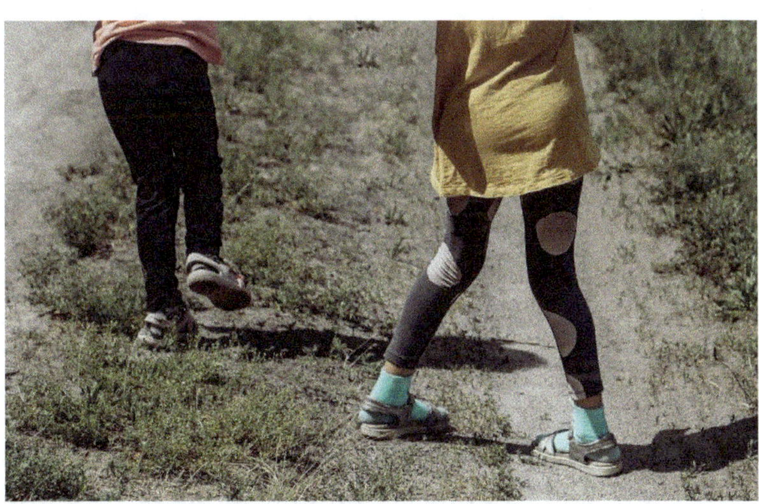

Ein Kind mit X-Beine durch Rachitis

- **Vitamin E-Mangel:** Ein schwerer Vitamin-E-Mangel kann zu neurologischen Problemen wie Ataxie, einer Störung der Bewegungskoordination, führen. Diese Schäden an den Nerven sind oft irreversibel. Vitamin E ist auch wichtig für das Immunsystem, und ein Mangel kann zu einer Schwächung der Immunantwort führen, was das Risiko für Infektionen erhöht.

- **Vitamin K-Mangel:** Ein langfristiger Mangel an Vitamin K kann zu Blutgerinnungsstörungen führen, was das Risiko für starke Blutungen und Blutergüsse erhöht. Bei Neugeborenen kann ein Vitamin-K-Mangel zu hämorrhagischer Krankheit führen, einer schweren Blutungsstörung. Darüber hinaus spielt Vitamin K eine Rolle im Knochenstoffwechsel, und ein Mangel kann die Knochengesundheit beeinträchtigen, was zu Osteoporose und Frakturen führt.

Dauerschäden bei Vitaminüberdosierung

Eine Überdosierung von fettlöslichen Vitaminen, insbesondere durch die langfristige Einnahme hoher Dosen von Nahrungsergänzungsmitteln, kann ebenfalls schwerwiegende gesundheitliche Schäden verursachen:

- **Vitamin A-Überdosierung:** Chronische Hypervitaminose A kann zu toxischen Effekten wie Leberschäden, Kopfschmerzen, Schwindel und Hautveränderungen führen. Bei schwangeren Frauen kann eine Überdosierung von Vitamin A teratogen wirken, was zu Geburtsfehlern beim Fötus führt. Langfristige Überdosierung kann auch zu erhöhter Knochendichte führen, was paradoxerweise die Knochen spröde machen und das Risiko für Frakturen erhöhen kann.

- **Vitamin D-Überdosierung:** Eine chronische Überdosierung von Vitamin D kann zu Hyperkalzämie führen, einem Zustand, bei dem der Kalziumspiegel im Blut zu hoch ist. Dies kann zu Nierensteinen, Verkalkung von Weichgeweben und schweren Nierenschäden führen. Hyperkalzämie kann auch neurologische Symptome wie Verwirrung und Koma verursachen und ist potenziell lebensbedrohlich.

- **Vitamin E-Überdosierung:** Eine übermäßige Zufuhr von Vitamin E kann das Blutungsrisiko erhöhen, insbesondere bei Menschen, die Blutverdünner einnehmen. Dies kann zu schweren Blutungen führen, die schwer zu kontrollieren sind. Es gibt auch Hinweise darauf, dass eine langfristige hohe Zufuhr von Vitamin E das Risiko für Prostatakrebs erhöhen kann.

- **Vitamin K-Überdosierung:** Obwohl selten, kann eine extrem hohe Zufuhr von Vitamin K, insbesondere in Form von synthetischem Vitamin K3 (Menadion), toxisch sein und zu Leberschäden und Gelbsucht führen. Bei Menschen, die Blutverdünner einnehmen, kann eine übermäßige Zufuhr von Vitamin K die Wirksamkeit dieser Medikamente beeinträchtigen und das Risiko für Blutgerinnsel erhöhen.

Zusammenfassung: Sowohl Mangel als auch Überdosierung von fettlöslichen Vitaminen können zu schwerwiegenden und langfristigen gesundheitlichen Problemen führen. Eine ausgewogene Ernährung und die verantwortungsbewusste Einnahme von Nahrungsergänzungsmitteln, nach Rücksprache mit einem Arzt, sind entscheidend, um die optimale Gesundheit zu gewährleisten und mögliche Dauerschäden zu vermeiden. Zusätzlich sollte regelmäßige medizinische Überwachung erfolgen, um sicherzustellen, dass die Vitaminspiegel im Körper im gesunden Bereich bleiben und frühzeitig auf etwaige Ungleichgewichte reagiert werden kann.

3.6 Fallstudien und Erfahrungsberichte

Fallstudien und Erfahrungsberichte bieten wertvolle Einblicke in die realen Auswirkungen von Vitaminmangel und -überdosierung. Sie verdeutlichen, wie essenziell eine ausgewogene Vitaminversorgung für die Gesundheit ist, und zeigen, welche schwerwiegenden Folgen ein Mangel oder eine Überdosierung haben kann. In diesem Abschnitt werden wir acht echte Beispiele aus der Geschichte und Medizin betrachten, die die Bedeutung der fettlöslichen Vitamine A, D, E und K in verschiedenen Kontexten illustrieren. Diese Geschichten stammen aus verschiedenen Epochen und Situationen, einschließlich Kriegszeiten und Hungersnöten, und zeigen die weitreichenden Konsequenzen einer unzureichenden oder übermäßigen Vitaminzufuhr.

1. Vitamin A-Mangel:
Der Fall einer 6-jährigen in Asien

Ein 6-jähriges Mädchen aus einem ländlichen Gebiet in Asien entwickelte Symptome von Nachtblindheit und trockenen Augen. Bei der Untersuchung stellte sich heraus, dass sie an Xerophthalmie litt, einer durch Vitamin-A-Mangel verursachten Augenkrankheit. Diese Krankheit führt zu einer Keratinisierung der Bindehaut und der Hornhaut, was schließlich zur Erblindung führen kann. Das Mädchen lebte in einer Region mit weit verbreiteter Unterernährung, wo der Zugang zu

Vitamin-A-reichen Lebensmitteln wie Leber, Karotten und grünen Blattgemüsen eingeschränkt war. Nach der Diagnose erhielt sie hochdosierte Vitamin-A-Präparate, was zu einer deutlichen Verbesserung ihrer Sehkraft und allgemeinen Gesundheit führte. Diese Fallstudie unterstreicht die kritische Rolle von Vitamin A für die Sehkraft und die Notwendigkeit von Nahrungsergänzung in Gebieten mit Nahrungsmittelknappheit.

2. Vitamin A-Überdosierung:
Ein Fall von Hypervitaminose A

Ein 45-jähriger Mann aus den USA begann, hohe Dosen von Vitamin-A-Supplementen einzunehmen, um seine Hautgesundheit zu verbessern. Nach mehreren Monaten entwickelte er Symptome wie Kopfschmerzen, Schwindel, Übelkeit und trockene, schuppige Haut. Bei einer ärztlichen Untersuchung wurde eine Hypervitaminose A diagnostiziert, eine Bedingung, die durch eine übermäßige Zufuhr von Vitamin A verursacht wird. Diese führt zu einer toxischen Anreicherung von Vitamin A in der Leber, was zu Leberschäden und anderen gesundheitlichen Problemen führen kann. Der Mann setzte die Vitamin-A-Präparate sofort ab und erhielt eine unterstützende Behandlung, um die Symptome zu lindern. Dieser Fall verdeutlicht die Gefahren der übermäßigen Einnahme von fettlöslichen Vitaminen und die Notwendigkeit, Nahrungsergänzungsmittel nur unter ärztlicher Aufsicht zu verwenden.

3. Vitamin D-Mangel
bei Kindern im 20. Jahrhundert

Ein bemerkenswerter Fall von Vitamin D-Mangel ist der weitverbreitete Rachitis-Ausbruch im 20. Jahrhundert, insbesondere in Industrienationen. Ein Fall aus den USA beschreibt einen 20 Monate alten Jungen, der aufgrund von unzureichender Vitamin-D-Zufuhr und mangelnder Sonneneinstrahlung an schwerer Rachitis litt. Die Symptome umfassten verzögertes Wachstum, Knochenschmerzen und schwere Deformitäten an Hand- und Bein-Gelenken. Eine Röntgenaufnahme zeigte deutliche Anzeichen von Knochenerweichung und Deformitäten. Nach der Diagnose wurde der Junge mit hochdosierten Vitamin-D-Präparaten behandelt, was zu einer signifikanten Verbesserung seiner Symptome und Knochenstruktur führte. Diese Fallstudie zeigt die Bedeutung einer ausreichenden Vitamin-D-Zufuhr, besonders bei Kleinkindern, und verdeutlicht die Notwendigkeit von Präventionsmaßnahmen wie Vitamin-D-Supplementierung und ausreichender Sonneneinstrahlung, um Rachitis zu vermeiden.

4. Vitamin D-Überdosierung
bei einem Patienten mit Autoimmunerkrankung

Ein Fall von Vitamin D-Überdosierung wurde bei einem Mann mittleren Alters dokumentiert, der aufgrund einer Autoimmunerkrankung hochdosierte Vitamin-D-Präparate einnahm. Der Patient erhielt über einen längeren Zeitraum täglich 50.000 IU Vitamin D, weit über den empfohlenen Mengen. Dies führte zu einer schweren Hyperkalzämie, gekennzeichnet durch hohe Kalziumspiegel im Blut. Die Symptome umfassten Übelkeit, Erbrechen, Müdigkeit, Nierensteine und schließlich eine Niereninsuffizienz. Nach der Diagnose wurde die Einnahme von Vitamin D sofort gestoppt, und der Patient erhielt eine Behandlung zur Senkung des Kalziumspiegels im Blut. Die Nierenfunktion verbesserte sich nach der Behandlung, jedoch blieb eine leichte Beeinträchtigung bestehen. Diese Fallstudie verdeutlicht die Gefahren einer unkontrollierten Einnahme von Vitaminpräparaten und die Notwendigkeit ärztlicher Überwachung bei der Supplementierung.

5. Vitamin E-Mangel:
Ataxie bei einem jungen Patienten

Ein bemerkenswerter Fall von Vitamin E-Mangel betrifft einen jungen Patienten, der an Ataxie litt, einer neurologischen Störung, die durch Koordinationsprobleme und Muskelschwäche gekennzeichnet ist. Der Patient, der genetisch bedingt einen Mangel an Vitamin E hatte, zeigte deutliche Symptome wie unsicheres Gehen und Schwierigkeiten bei feinmotorischen Aufgaben. Nach der Diagnose erhielt er hochdosierte Vitamin-E-Supplemente, was zu einer signifikanten Verbesserung der Symptome führte. Langfristige Schäden konnten jedoch nicht vollständig rückgängig gemacht werden, was die Bedeutung einer frühzeitigen Diagnose und Behandlung unterstreicht.

6. Vitamin E-Überdosierung:
Koagulopathie bei einem jungen Mann

Ein junger Mann erlitt schwere Blutungsstörungen, nachdem er über einen längeren Zeitraum hohe Dosen von Vitamin E zur Behandlung von Haarausfall eingenommen hatte. Er präsentierte sich mit Symptomen wie oralen Blutungen und Melena (schwarzer, teeriger Stuhl). Die Untersuchung ergab eine Erhöhung der Serum-Alpha-Tocopherol-Werte, was auf eine Vitamin E-Überdosierung hinwies. Die Behandlung umfasste das Absetzen des Vitamin-E-Präparats, die Verabreichung von Vitamin K und mehrfachen Transfusionen von frischem gefrorenem Plasma. Die Blutungsstörungen klangen ab, und der Patient erholte sich vollständig, was die potenziellen Risiken einer übermäßigen Einnahme von Vitamin E verdeutlicht

7. Vitamin K-Mangel bei Neugeborenen

Ein dramatischer Fall von Vitamin-K-Mangel wurde bei einem Neugeborenen festgestellt, das an schweren Blutungen litt. Das Baby wurde mit einem Vitamin-K-Mangel geboren, der zu einer hämorrhagischen Erkrankung führte, die sich durch Blutungen im Gehirn, im Magen-Darm-Trakt und in den Muskeln äußerte. Dies geschieht, weil Vitamin K für die Blutgerinnung entscheidend ist und Neugeborene oft geringe Mengen davon haben. Die Mutter des Kindes hatte während der Schwangerschaft keine Vitamin-K-Supplemente eingenommen, was zu einem schweren

Mangel beim Neugeborenen führte. Nach der sofortigen Verabreichung von Vitamin-K-Injektionen stabilisierte sich der Zustand des Kindes, aber die langfristigen neurologischen Schäden durch die Gehirnblutungen blieben bestehen. Dieser Fall unterstreicht die Notwendigkeit der routinemäßigen Gabe von Vitamin K an Neugeborene zur Verhinderung solcher schweren Komplikationen.

8. Vitamin K-Überdosierung durch Warfarin-Interaktion

Ein Fall von Vitamin-K-Überdosierung trat bei einem älteren Patienten auf, der wegen einer Herz-Kreislauf-Erkrankung Warfarin einnahm. Warfarin ist wie Marcumar ein Vitamin-K-Antagonist, der die Blutgerinnung hemmt. Der Patient nahm zusätzlich Vitamin-K-Supplemente ein, um das Blutungsrisiko zu verringern, ohne dies mit seinem Arzt zu besprechen. Dies führte zu einer gefährlichen Überdosierung von Vitamin K, die die Wirkung von Warfarin neutralisierte und das Risiko für Blutgerinnsel stark erhöhte. Der Patient erlitt schließlich eine tiefe Venenthrombose und musste intensivmedizinisch behandelt werden. Dieser Fall verdeutlicht die Gefahren der Selbstmedikation mit Vitamin-K-Supplementen bei Patienten, die Blutverdünner einnehmen. Eine sorgfältige ärztliche Überwachung und Beratung sind unerlässlich, um solche gefährlichen Wechselwirkungen zu vermeiden.

Diese Fallstudien zeigen eindrücklich, wie kritisch ein ausgewogenes Verhältnis von Vitaminzufuhr und ärztlicher Überwachung ist, um schwerwiegende gesundheitliche Komplikationen zu vermeiden.

3.7 Abschlusswort

Die Bedeutung wasserlöslicher Vitamine für unsere Gesundheit kann nicht genug betont werden. Diese essenziellen Nährstoffe spielen eine zentrale Rolle bei einer Vielzahl von biochemischen Prozessen, von der Energieproduktion über die Blutbildung bis hin zur Erhaltung eines gesunden Nervensystems und einer intakten Haut. Die Fallstudien und Erfahrungsberichte in diesem Kapitel haben eindrucksvoll gezeigt, welche schwerwiegenden gesundheitlichen Probleme durch Mangel oder Überdosierung dieser Vitamine entstehen können.

Vitaminmangel ist nicht nur ein Problem der Vergangenheit oder von Entwicklungsländern. Auch in modernen Gesellschaften können unzureichende Ernährung, spezielle Diäten oder gesundheitliche Bedingungen zu erheblichen Mangelerscheinungen führen. Gleichzeitig kann der unkontrollierte Gebrauch von Nahrungsergänzungsmitteln zu Überdosierungen führen, die ebenfalls gesundheitliche Risiken bergen. Es ist daher entscheidend, eine ausgewogene Ernährung zu gewährleisten und Nahrungsergänzungsmittel nur nach ärztlicher Beratung und in den empfohlenen Dosierungen einzunehmen.

Durch die in diesem Kapitel erläuterten Maßnahmen zur Diagnose und Therapie von Vitaminmangel und -überdosierung können viele gesundheitliche Probleme vermieden oder behoben werden. Regelmäßige ärztliche Überwachung und eine bewusste Ernährungsweise sind hierbei von zentraler Bedeutung. Besondere Aufmerksamkeit sollte dabei den Risikogruppen gewidmet werden, wie älteren Menschen, Schwangeren, Veganern und Personen mit chronischen Erkrankungen.

Zusammengefasst verdeutlichen die behandelten Fallstudien und wissenschaftlichen Erkenntnisse die zentrale Rolle der wasserlöslichen Vitamine für unsere Gesundheit und Lebensqualität. Ein fundiertes Wissen über diese Vitamine und eine bewusste Auseinandersetzung mit der eigenen Ernährung können wesentlich dazu beitragen, Mangelerscheinungen und deren schwerwiegende Folgen zu verhindern. Der Schlüssel liegt in einer ausgewogenen Ernährung, ergänzt durch gezielte Maßnahmen und regelmäßige Gesundheitschecks, um sowohl Defizite als auch Überdosierungen zu vermeiden.

Im nächsten Kapitel werden wir uns mit den fettlöslichen Vitaminen befassen und deren spezifische Funktionen, Bedeutung und die gesundheitlichen Auswirkungen von Mangel und Überdosierung untersuchen.

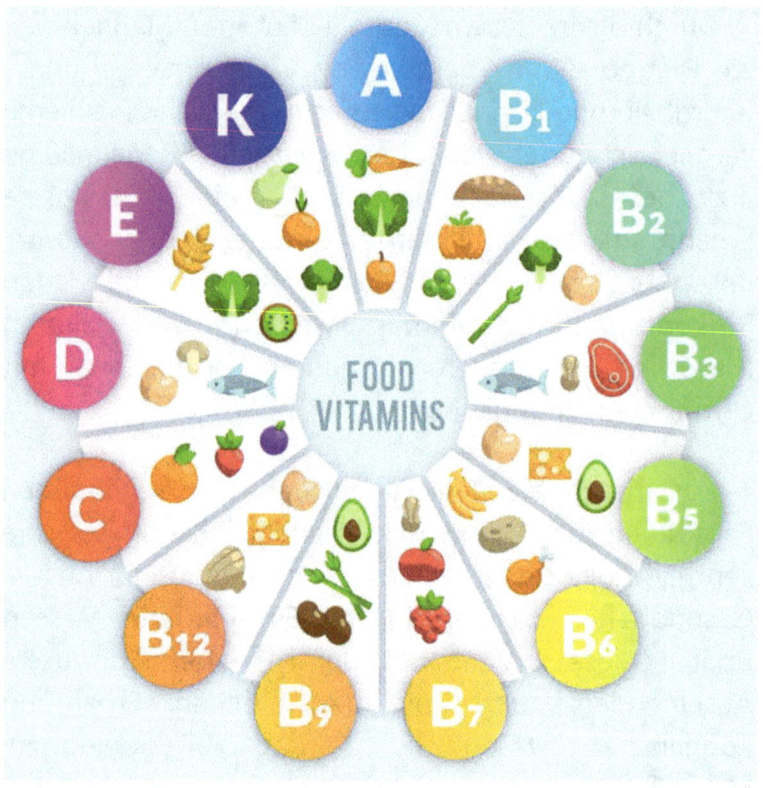

Kapitel

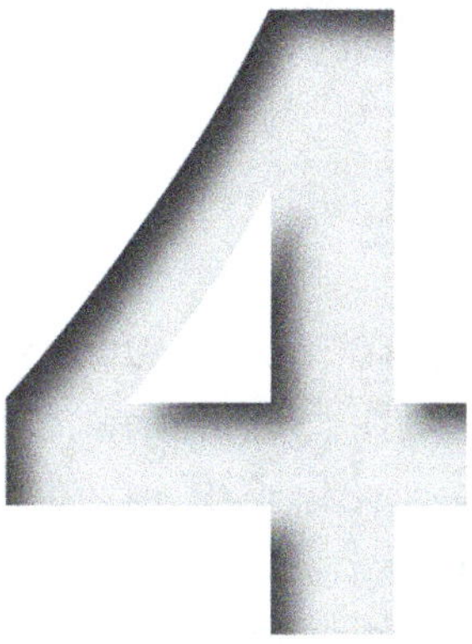

4

Nahrungsquellen der Vitamine

Die richtige Versorgung mit Vitaminen ist für unsere Gesundheit unerlässlich. Vitamine sind organische Verbindungen, die unser Körper in geringen Mengen benötigt, um zahlreiche biochemische Funktionen zu erfüllen. Während einige Vitamine in bestimmten Nahrungsmitteln reichlich vorhanden sind, können andere durch verschiedene Faktoren wie Sonnenlicht oder die Darmflora synthetisiert werden. In diesem Kapitel werden wir die verschiedenen Quellen der wasserlöslichen und fettlöslichen Vitamine untersuchen, einschließlich der spezifischen Lebensmittel, die diese wichtigen Nährstoffe enthalten. Zudem betrachten wir alternative Methoden der Vitaminaufnahme, wie die Synthese von Vitamin D durch Sonnenlicht und die Rolle der Darmflora bei der Produktion von Vitamin K. Dieses Wissen wird Ihnen helfen, Ihre Ernährung gezielt zu gestalten und sicherzustellen, dass Sie alle notwendigen Vitamine in ausreichender Menge erhalten, um Ihre Gesundheit zu fördern und Mangelerscheinungen vorzubeugen.

4.1. Nahrungsquellen der wasserlöslichen Vitamine

Wasserlösliche Vitamine sind essenzielle Nährstoffe, die unser Körper für zahlreiche biochemische Prozesse benötigt. Da diese Vitamine im Körper nicht gespeichert werden, ist eine regelmäßige Zufuhr über die Nahrung notwendig. In diesem Abschnitt werden wir die spezifischen Lebensmittelquellen für die verschiedenen wasserlöslichen Vitamine untersuchen, um sicherzustellen, dass Sie eine ausreichende Versorgung durch Ihre Ernährung erhalten.

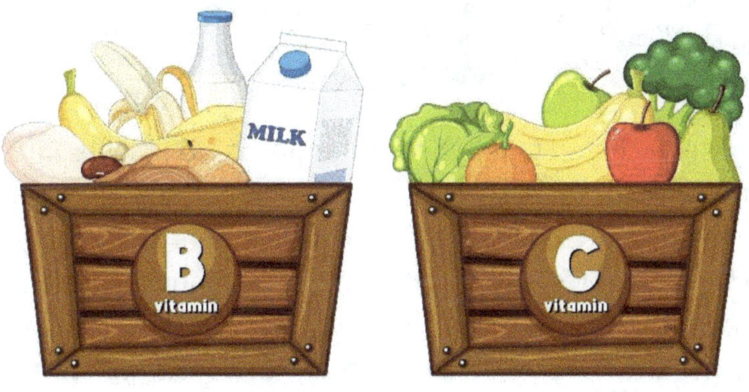

4.1.1. Vitamin C (Ascorbinsäure)

Vitamin C, auch bekannt als Ascorbinsäure, ist ein wasserlösliches Vitamin, das eine entscheidende Rolle für das Immunsystem, die Kollagenbildung, die Wundheilung und die Aufnahme von Eisen aus pflanzlichen Lebensmitteln spielt. Da der menschliche Körper Vitamin C nicht selbst herstellen kann, ist es wichtig, dieses Vitamin regelmäßig über die Ernährung aufzunehmen.

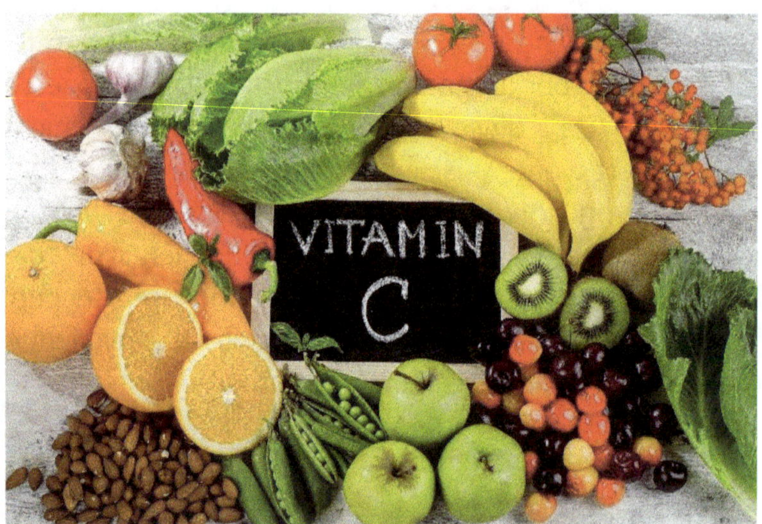

Die reichsten Quellen für Vitamin C sind frisches Obst und Gemüse. Zitrusfrüchte wie Orangen, Zitronen, Limetten und Grapefruits sind besonders bekannt für ihren hohen Gehalt an Vitamin C. Auch andere Früchte wie Erdbeeren, Kiwis, Papayas und Mangos sind ausgezeichnete Quellen. Unter den Gemüsesorten stechen Paprika, Brokkoli, Rosenkohl, Spinat und

Tomaten hervor. Eine besonders hohe Konzentration von Vitamin C findet sich in Hagebutten, Sanddorn und Acerolakirschen.

Vitamin C ist empfindlich gegenüber Hitze, Licht und Luft, was bedeutet, dass der Vitamin-C-Gehalt in Lebensmitteln während der Lagerung und Zubereitung abnehmen kann. Daher ist es vorteilhaft, frisches Obst und Gemüse roh zu verzehren oder nur minimal zu garen, um den höchsten Nährwert zu erhalten.

Eine ausreichende Zufuhr von Vitamin C über die Ernährung kann helfen, das Immunsystem zu stärken, die Hautgesundheit zu fördern und das Risiko für chronische Krankheiten zu reduzieren. Insbesondere in den Wintermonaten, wenn Erkältungen und Grippe häufiger auftreten, ist eine gute Versorgung mit Vitamin C besonders wichtig.

Hier sind die wichtigsten Funktionen von Vitamin C in tabellarischer Form:

Wichtigste Funktionen von Vitamin C
Unterstützung des Immunsystems
Förderung der Kollagenbildung
Verbesserung der Eisenaufnahme
Schutz vor oxidativem Stress
Förderung der Wundheilung
Erhaltung gesunder Haut und Blutgefäße

Diese Funktionen verdeutlichen die vielfältigen und wesentlichen Rollen, die Vitamin C im menschlichen Körper spielt.

Hier ist die Tabelle mit den täglichen Bedarf an Vitamin C für verschiedene Gruppen:

Gruppe	Täglicher Bedarf
Kinder	45 mg
Frauen	75 mg
Männer	90 mg
Schwangere	85 mg
Stillende	120 mg

Diese Werte geben eine allgemeine Empfehlung für die tägliche Aufnahme von Vitamin C, um die Gesundheit zu fördern und Mangelerscheinungen zu vermeiden.

Hier ist die Tabelle mit den häufigsten Nahrungsmitteln, die reich an Vitamin C sind, sortiert nach Vitamingehalt pro 100 Gramm:

Nahrung	Vitamin C Gehalt (mg/100g)
Acerolakirschen	1600
Hagebutten	1250
Sanddorn	450
Grünes Chilli	242

Nahrung	Vitamin C Gehalt (mg/100g)
Guaven	228
Schwarze Johannisbeeren	200
Rote Paprika	150
Petersilie	150
Kiwis	93
Brokkoli	89
Rosenkohl	85
Grüne Paprika	80
Zitrone	77
Lychee	71
Erdbeeren	59
Ananas	48
Mangos	36
Orangen	53
Blumenkohl	46
Kopfsalat	44
Spinat	28
Tomaten	23
Kartoffeln	20

Diese Tabelle zeigt die Vitamingehalte in verschiedenen Nahrungsmitteln, die dazu beitragen können, den täglichen Bedarf an Vitamin C zu decken.

4.1.2. Vitamin B1 (Thiamin)

Vitamin B1, auch bekannt als Thiamin, ist ein wasserlösliches Vitamin, das eine entscheidende Rolle im Energiestoffwechsel spielt. Es ist notwendig für die Umwandlung von Kohlenhydraten in Energie und unterstützt die Funktion des Nervensystems. Thiamin wird nicht im Körper gespeichert, daher ist eine regelmäßige Zufuhr über die Nahrung wichtig.

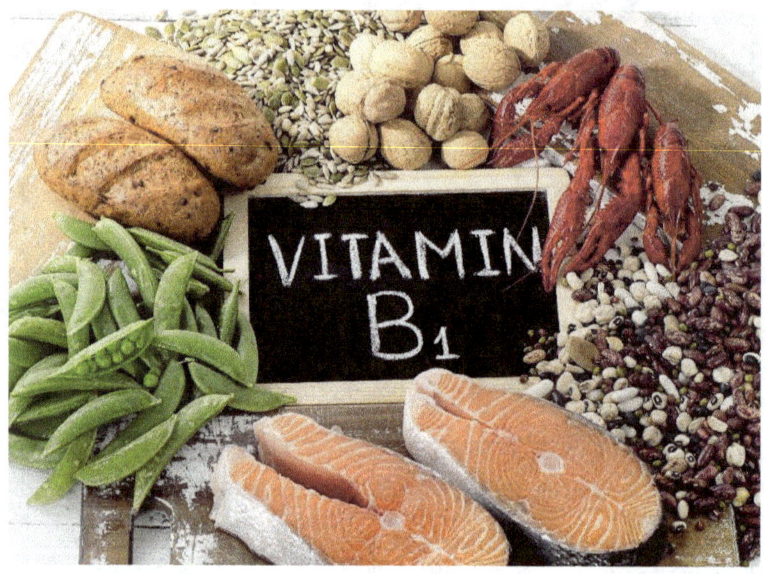

Thiamin ist in einer Vielzahl von Lebensmitteln enthalten. Gute Quellen für Vitamin B1 sind Vollkornprodukte, wie Vollkornbrot, Haferflocken und brauner Reis. Auch Fleisch, insbesondere Schweinefleisch, ist reich an Thiamin. Weitere wichtige Thiamin-Quellen sind Hülsenfrüchte wie Linsen, Erbsen und Bohnen, sowie Nüsse und Samen. Gemüse wie

Spargel, Spinat und Kartoffeln enthalten ebenfalls nennenswerte Mengen an Thiamin.

Der tägliche Bedarf an Thiamin variiert je nach Alter, Geschlecht und Lebensphase. Im Allgemeinen benötigen erwachsene Männer etwa 1,2 mg pro Tag und erwachsene Frauen etwa 1,1 mg pro Tag. Während der Schwangerschaft und Stillzeit ist der Bedarf etwas höher.

Ein Mangel an Thiamin kann zu ernsthaften gesundheitlichen Problemen führen, darunter Beriberi, eine Erkrankung, die das Herz-Kreislauf- und Nervensystem betrifft. Symptome eines Thiaminmangels sind unter anderem Müdigkeit, Muskelschwäche, Appetitlosigkeit und Nervenschäden. Ein schwerer Mangel kann zu neurologischen Störungen und Herzproblemen führen und somit die Lebensqualität erheblich beeinträchtigen.

Zusammenfassend lässt sich sagen, dass eine ausgewogene Ernährung, die reich an Vollkornprodukten, Fleisch, Hülsenfrüchten und Gemüse ist, erheblich dazu beiträgt, den täglichen Bedarf an Thiamin zu decken und somit die allgemeine Gesundheit und das Wohlbefinden nachhaltig zu fördern. Indem man bewusst auf eine thiaminreiche Ernährung achtet, kann man zudem langfristig das Risiko für Mangelerscheinungen und deren schwerwiegende Folgen minimieren.

Hier sind die wichtigsten Funktionen von Vitamin B1 (Thiamin) in tabellarischer Form:

Wichtigste Funktionen von Vitamin B1
Unterstützung des Energiestoffwechsels
Förderung der Nervensystemfunktion
Beteiligung an der Glukoseverwertung
Unterstützung der Muskelfunktion
Förderung der Herzgesundheit

Diese Funktionen verdeutlichen die essenzielle Rolle von Vitamin B1 in verschiedenen physiologischen Prozessen des menschlichen Körpers.

Hier ist die Tabelle mit dem täglichen Bedarf an Vitamin B1 (Thiamin) für verschiedene Gruppen:

Gruppe	Täglicher Bedarf
Kinder	0,5 mg
Frauen	1,1 mg
Männer	1,2 mg
Schwangere	1,4 mg
Stillende	1,4 mg

Diese Werte geben eine allgemeine Empfehlung für die tägliche Aufnahme von Thiamin, um die Gesundheit zu fördern und Mangelerscheinungen zu vermeiden

Hier ist die Tabelle mit den häufigsten Nahrungsmitteln, die reich an Vitamin B1 (Thiamin) sind, sortiert nach Vitamingehalt pro 100 Gramm:

Nahrung	Vitamin B1 Gehalt (mg/100g)
Brauhefe	15,6
Sonnenblumenkerne	1,48
Schweinefleisch	0,98
Linsen	0,87
Vollkornbrot	0,70
Haferflocken	0,55
Nüsse	0,50
Erbsen	0,27
Tofu	0,25
Schwarze Bohnen	0,24
Kalbfleisch	0,18
Brauner Reis	0,14
Spargel	0,14
Makrele	0,12
Kartoffeln	0,12
Spinat	0,10
Orangen	0,09

Diese Tabelle zeigt die Vitamingehalte in verschiedenen Nahrungsmitteln, die dazu beitragen können, den täglichen Bedarf an Vitamin B1 zu decken.

4.1.3. Vitamin B2 (Riboflavin)

Vitamin B2, auch bekannt als Riboflavin, ist ein wasserlösliches Vitamin, das eine wesentliche Rolle im Energiestoffwechsel spielt. Es ist notwendig für die Umwandlung von Nahrung in Energie, unterstützt die Funktion der Mitochondrien und ist wichtig für das Wachstum, die Entwicklung und die Reparatur von Körpergeweben. Riboflavin ist zudem ein Antioxidans, das hilft, die Zellen vor Schäden durch freie Radikale zu schützen.

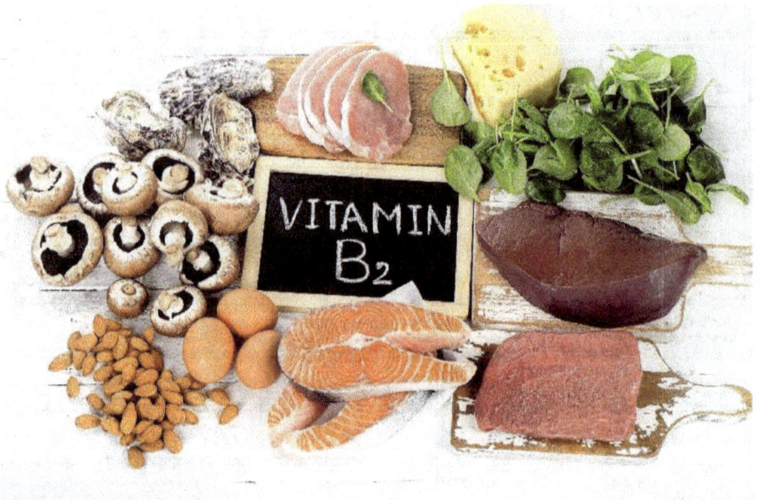

Riboflavin ist in vielen Lebensmitteln enthalten, insbesondere in Milchprodukten wie Milch, Käse und Joghurt. Auch Eier, Fleisch, insbesondere Leber, und Fisch sind reich an Vitamin B2. Vollkornprodukte, grünes Blattgemüse wie Spinat und Brokkoli sowie

Nüsse und Samen tragen ebenfalls zur Riboflavinversorgung bei.

Der tägliche Bedarf an Riboflavin variiert je nach Alter, Geschlecht und Lebensphase. Erwachsene Männer benötigen etwa 1,3 mg pro Tag, während erwachsene Frauen etwa 1,1 mg pro Tag benötigen. Während der Schwangerschaft und Stillzeit ist der Bedarf leicht erhöht.

Ein Mangel an Riboflavin kann zu Symptomen wie Hautentzündungen, rissigen Lippen, wunden Mundwinkeln, entzündeter Zunge und Augenproblemen führen. In schweren Fällen kann es zu Anämie und Nervenschäden kommen. Da Riboflavin lichtempfindlich ist, sollten Lebensmittel, die reich an diesem Vitamin sind, vor direkter Sonneneinstrahlung geschützt gelagert werden. Auch die Zubereitungsmethoden sollten schonend sein, um den Nährstoffgehalt zu erhalten und die maximale Wirksamkeit sicherzustellen.

Eine ausgewogene Ernährung mit einer Vielzahl von Riboflavin-reichen Lebensmitteln stellt sicher, dass der tägliche Bedarf an diesem wichtigen Vitamin gedeckt wird und trägt zur allgemeinen Gesundheit und zum Wohlbefinden bei. Zusätzlich kann eine bewusste Auswahl an frischen und unverarbeiteten Lebensmitteln die Aufnahme von Riboflavin optimieren und die beste Versorgung garantieren.

Hier sind die wichtigsten Funktionen von Vitamin B2 (Riboflavin) in tabellarischer Form:

Wichtigste Funktionen von Vitamin B2
Unterstützung des Energiestoffwechsels
Erhaltung der Gesundheit von Haut und Augen
Förderung des Wachstums und der Entwicklung
Antioxidative Wirkung und Schutz der Zellen
Unterstützung der Umwandlung von Nahrung in Energie

Diese Funktionen verdeutlichen die essenzielle Rolle von Vitamin B2 in verschiedenen physiologischen Prozessen des menschlichen Körpers.

Hier ist die Tabelle mit dem täglichen Bedarf an Vitamin B2 (Riboflavin) für verschiedene Gruppen:

Gruppe	Täglicher Bedarf
Kinder	0,5 mg
Frauen	1,1 mg
Männer	1,3 mg
Schwangere	1,4 mg
Stillende	1,6 mg

Diese Werte geben eine allgemeine Empfehlung für die tägliche Aufnahme von Riboflavin, um die Gesundheit zu fördern und Mangelerscheinungen zu vermeiden.

Hier ist die Tabelle mit den häufigsten Nahrungsmitteln, die reich an Vitamin B2 (Riboflavin) sind, sortiert nach Vitamingehalt pro 100 Gramm:

Nahrung	Vitamin B2 Gehalt (mg/100g)
Rinderleber	3.0
Lammleber	2.6
Mandeln	1.1
Makrele	0.6
Eier	0.45
Champignons	0.40
Sonnenblumenkerne	0.36
Käse	0.35
Spinat	0.24
Milch	0.18
Joghurt	0.17
Vollkornbrot	0.15
Hühnchen	0.15
Brokkoli	0.12
Linsen	0.10

Diese Tabelle zeigt die Vitamingehalte in verschiedenen Nahrungsmitteln, die dazu beitragen können, den täglichen Bedarf an Vitamin B2 zu decken.

4.1.4. Vitamin B3 (Niacin)

Vitamin B3, auch bekannt als Niacin, ist ein wasserlösliches Vitamin, das eine wesentliche Rolle im Energiestoffwechsel spielt. Es ist notwendig für die Umwandlung von Nahrung in Energie und unterstützt die Funktion von Enzymen, die an der Zellreparatur und -regeneration beteiligt sind. Niacin ist außerdem wichtig für die Gesundheit der Haut, die Funktion des Nervensystems und die Verdauung.

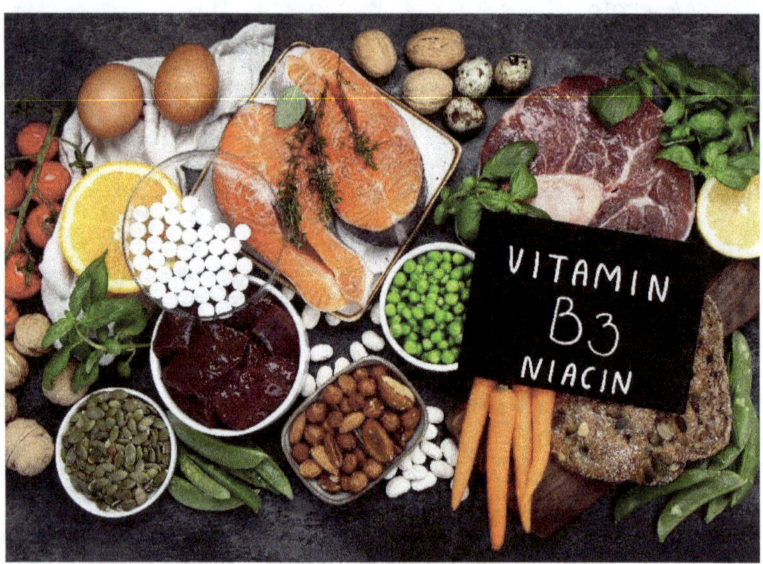

Vitamin B3 kommt in zwei Formen vor: **Nicotinsäure** und **Nicotinamid**. Beide Formen sind in einer Vielzahl von Lebensmitteln enthalten. Gute Quellen für Niacin sind Fleisch, insbesondere Geflügel und Rindfleisch, Fisch wie Thunfisch und Lachs, sowie Vollkornprodukte und Hülsenfrüchte. Erdnüsse, Sonnenblumenkerne und

Pilze sind ebenfalls reich an Niacin. Darüber hinaus wird Niacin oft als Zusatz in angereicherten Lebensmitteln wie Frühstückszerealien verwendet.

Der tägliche Bedarf an Niacin variiert je nach Alter, Geschlecht und Lebensphase. Erwachsene Männer benötigen etwa 16 mg pro Tag, während erwachsene Frauen etwa 14 mg pro Tag benötigen. Während der Schwangerschaft und Stillzeit ist der Bedarf leicht erhöht.

Ein Mangel an Niacin kann zu Pellagra führen, einer Erkrankung, die durch Symptome wie Dermatitis, Durchfall und Demenz gekennzeichnet ist. Weitere Symptome eines Niacinmangels sind Müdigkeit, Kopfschmerzen, Gedächtnisverlust und in schweren Fällen sogar neurologische Störungen. Eine ausreichende Zufuhr von Niacin über die Ernährung ist daher entscheidend, um diese Symptome zu vermeiden und die allgemeine Gesundheit zu fördern.

Eine ausgewogene Ernährung, die reich an Niacin-haltigen Lebensmitteln wie Fleisch, Fisch, Vollkornprodukten und Hülsenfrüchten ist, stellt sicher, dass der tägliche Bedarf an diesem wichtigen Vitamin gedeckt wird. Dies trägt zur Aufrechterhaltung eines gesunden Stoffwechsels bei und unterstützt zahlreiche Körperfunktionen, die für das Wohlbefinden und die Gesundheit unerlässlich sind.

Hier sind die wichtigsten Funktionen von Vitamin B3 (Niacin) in tabellarischer Form:

Wichtigste Funktionen von Vitamin B3
Unterstützung des Energiestoffwechsels
Förderung der Zellregeneration
Erhaltung der Hautgesundheit
Unterstützung der Verdauungsfunktion
Förderung der Nervensystemfunktion

Diese Funktionen verdeutlichen die essenzielle Rolle von Vitamin B3 in verschiedenen physiologischen Prozessen des menschlichen Körpers.

Hier ist die Tabelle mit dem täglichen Bedarf an Vitamin B3 (Niacin) für verschiedene Gruppen:

Gruppe	Täglicher Bedarf
Kinder	8 mg
Frauen	14 mg
Männer	16 mg
Schwangere	18 mg
Stillende	17 mg

Diese Werte geben eine allgemeine Empfehlung für die tägliche Aufnahme von Niacin, um die Gesundheit zu fördern und Mangelerscheinungen zu vermeiden.

Hier ist die Tabelle mit den häufigsten Nahrungsmitteln, die reich an Vitamin B3 (Niacin) sind, sortiert nach Vitamingehalt pro 100 Gramm:

Nahrung	Vitamin B3 Gehalt (mg/100g)
Thunfisch	22.1
Rinderleber	16.5
Hühnerbrust	14.8
Erdnüsse	12.9
Lachs	8.6
Schweinefleisch	8.0
Sonnenblumenkerne	7.0
Vollkornbrot	4.5
Pilze	3.6
Brauner Reis	2.6
Kartoffeln	2.2
Grüne Erbsen	2.1
Spargel	1.2
Avocado	1.1
Tomaten	0.9

Diese Tabelle zeigt die Vitamingehalte in verschiedenen Nahrungsmitteln, die dazu beitragen können, den täglichen Bedarf an Vitamin B3 zu decken.

4.1.5. Vitamin B5 (Pantothensäure)

Vitamin B5, auch bekannt als Pantothensäure, ist ein wasserlösliches Vitamin, das für die Synthese von Coenzym A notwendig ist, einem Schlüsselenzym im Energiestoffwechsel. Es spielt eine wichtige Rolle bei der Umwandlung von Kohlenhydraten, Fetten und Proteinen in Energie und ist unerlässlich für die Synthese von Fettsäuren, Cholesterin und Steroidhormonen. Darüber hinaus unterstützt Vitamin B5 die Wundheilung und stärkt das Immunsystem.

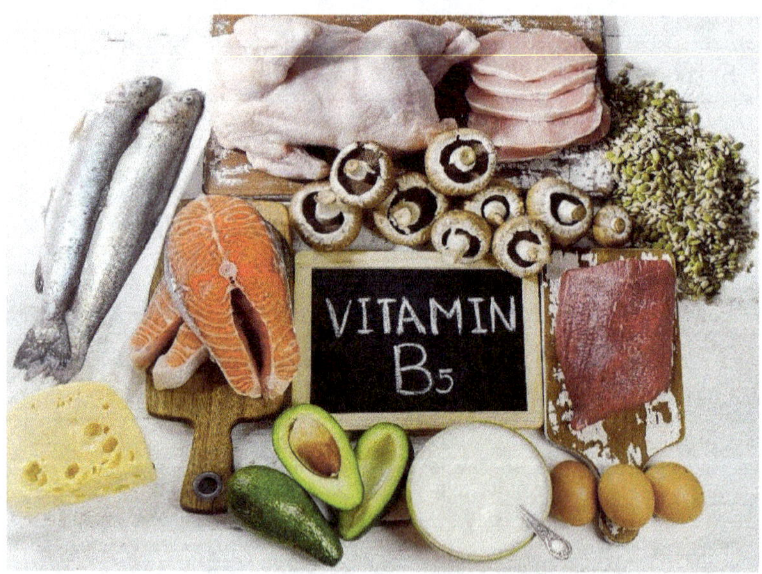

Pantothensäure ist in vielen Lebensmitteln enthalten, wodurch ein Mangel selten auftritt. Gute Quellen für Vitamin B5 sind tierische Produkte wie Leber, Nieren, Fisch und Geflügel. Milchprodukte wie Milch und Joghurt sowie Eier sind ebenfalls reich an

Pantothensäure. Zu den pflanzlichen Quellen gehören Vollkornprodukte, Kartoffeln, Tomaten, Avocados, Brokkoli und Hülsenfrüchte wie Linsen und Erbsen. Auch Nüsse und Samen tragen zur Versorgung bei.

Der tägliche Bedarf an Pantothensäure variiert je nach Alter, Geschlecht und Lebensphase. Für Erwachsene wird eine tägliche Aufnahme von etwa 5 mg empfohlen, während schwangere und stillende Frauen einen leicht erhöhten Bedarf von 6 bis 7 mg pro Tag haben.

Ein Mangel an Vitamin B5 ist selten, kann aber zu Symptomen wie Müdigkeit, Reizbarkeit, Schlafstörungen, Muskelkrämpfen und Verdauungsproblemen führen. In extremen Fällen kann es zu Hypoglykämie und neurologischen Störungen kommen. Eine ausreichende Zufuhr von Pantothensäure durch eine ausgewogene Ernährung ist daher wichtig, um diese Symptome zu vermeiden und die allgemeine Gesundheit zu fördern.

Insgesamt ist Vitamin B5 ein entscheidender Nährstoff, der durch eine Vielzahl von Lebensmitteln leicht in die tägliche Ernährung integriert werden kann. Eine regelmäßige Aufnahme von Pantothensäure trägt dazu bei, den Energiestoffwechsel zu unterstützen und das allgemeine Wohlbefinden zu verbessern. Durch bewusste Ernährungsgewohnheiten kann somit eine optimale Gesundheit und Lebensqualität gewährleistet werden.

Hier sind die wichtigsten Funktionen von Vitamin B5 (Pantothensäure) in tabellarischer Form:

Wichtigste Funktionen von Vitamin B5
Unterstützung des Energiestoffwechsels
Förderung der Hormonproduktion
Erhaltung der Gesundheit von Haut und Haaren
Unterstützung der Wundheilung
Beteiligung an der Synthese von Coenzym A

Diese Funktionen verdeutlichen die essenzielle Rolle von Vitamin B5 in verschiedenen physiologischen Prozessen des menschlichen Körpers.

Hier ist die Tabelle mit dem täglichen Bedarf an Vitamin B5 (Pantothensäure) für verschiedene Gruppen:

Gruppe	Täglicher Bedarf
Kinder	2 mg
Frauen	5 mg
Männer	5 mg
Schwangere	6 mg
Stillende	7 mg

Diese Werte geben eine allgemeine Empfehlung für die tägliche Aufnahme von Pantothensäure, um die Gesundheit zu fördern und Mangelerscheinungen zu vermeiden.

Hier ist die Tabelle mit den häufigsten Nahrungsmitteln, die reich an Vitamin B5 (Pantothensäure) sind, sortiert nach Vitamingehalt pro 100 Gramm:

Nahrung	Vitamin B5 Gehalt (mg/100g)
Hühnerleber	8.3
Sonnenblumenkerne	7.0
Rinderleber	6.0
Erdnüsse	2.1
Pilze	1.5
Avocado	1.4
Lachs	1.2
Ei	1.1
Haferflocken	1.0
Süßkartoffeln	0.8
Vollkornbrot	0.6
Brokkoli	0.6
Joghurt	0.45
Mais	0.4
Tomaten	0.3

Diese Tabelle zeigt die Vitamingehalte in verschiedenen Nahrungsmitteln, die dazu beitragen können, den täglichen Bedarf an Vitamin B5 zu decken.

4.1.6. Vitamin B6 (Pyridoxin)

Vitamin B6, auch bekannt als Pyridoxin, ist ein wasserlösliches Vitamin, das eine zentrale Rolle im Proteinstoffwechsel und bei der Bildung von Neurotransmittern spielt. Es ist notwendig für die Synthese von Hämoglobin, das Sauerstoff in den roten Blutkörperchen transportiert, und unterstützt die Funktion des Nervensystems. Vitamin B6 ist außerdem wichtig für die Umwandlung von Tryptophan in Niacin und Serotonin, einen Neurotransmitter, der die Stimmung reguliert.

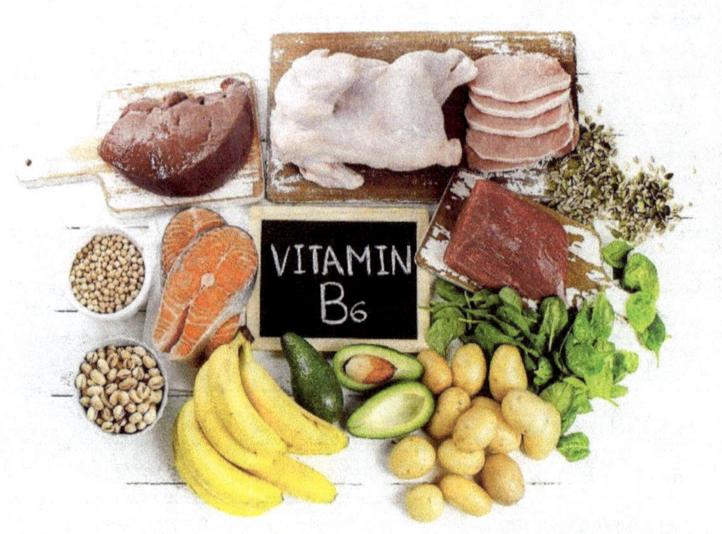

Vitamin B6 kommt in einer Vielzahl von Lebensmitteln vor. Gute Quellen sind Fleisch, insbesondere Geflügel und Fisch, sowie Leber. Pflanzliche Quellen umfassen Vollkornprodukte,

Hülsenfrüchte wie Bohnen und Linsen, Kartoffeln und stärkehaltiges Gemüse, sowie Nüsse und Samen. Auch Bananen, Avocados und Spinat enthalten nennenswerte Mengen an Vitamin B6.

Der tägliche Bedarf an Vitamin B6 variiert je nach Alter, Geschlecht und Lebensphase. Erwachsene Männer benötigen etwa 1,3 bis 1,7 mg pro Tag, während erwachsene Frauen etwa 1,3 bis 1,5 mg pro Tag benötigen. Während der Schwangerschaft und Stillzeit ist der Bedarf leicht erhöht.

Ein Mangel an Vitamin B6 kann zu Symptomen wie Hautausschlägen, wunden Mundwinkeln, Reizbarkeit, Depressionen und Anämie führen. In schweren Fällen kann es zu neurologischen Störungen und Krampfanfällen kommen. Eine ausreichende Zufuhr von Vitamin B6 über die Ernährung ist daher entscheidend, um diese Symptome zu vermeiden und die allgemeine Gesundheit zu fördern.

Zusammenfassend lässt sich sagen, dass eine ausgewogene Ernährung, die reich an Vitamin-B6-haltigen Lebensmitteln ist, sicherstellt, dass der tägliche Bedarf an diesem wichtigen Vitamin gedeckt wird. Dies trägt nicht nur zur Aufrechterhaltung eines gesunden Stoffwechsels und Nervensystems bei, sondern unterstützt auch das Immunsystem und die Produktion von Neurotransmittern, die für die Stimmung und kognitive Funktionen wichtig sind.

Hier sind die wichtigsten Funktionen von Vitamin B6 (Pyridoxin) in tabellarischer Form:

Wichtigste Funktionen von Vitamin B6
Unterstützung des Proteinstoffwechsels
Bildung von Neurotransmittern
Unterstützung der Gehirnfunktion
Stärkung des Immunsystems
Hämoglobinsynthese

Diese Funktionen verdeutlichen die essenzielle Rolle von Vitamin B6 in verschiedenen physiologischen Prozessen des menschlichen Körpers.

Hier ist die Tabelle mit dem täglichen Bedarf an Vitamin B6 (Pyridoxin) für verschiedene Gruppen:

Gruppe	Täglicher Bedarf
Kinder	1.0 mg
Frauen	1.5 mg
Männer	1.7 mg
Schwangere	1.9 mg
Stillende	2.0 mg

Diese Werte geben eine allgemeine Empfehlung für die tägliche Aufnahme von Pyridoxin, um die Gesundheit zu fördern und Mangelerscheinungen zu vermeiden.

Hier ist die Tabelle mit den häufigsten Nahrungsmitteln, die reich an Vitamin B6 sind, sortiert nach Vitamingehalt pro 100 Gramm:

Nahrung	Vitamin B6 Gehalt (mg/100g)
Thunfisch	1.0
Rinderleber	0.9
Walnüsse	0.9
Sonnenblumenkerne	0.8
Lachs	0.8
Kichererbsen	0.6
Erdnüsse	0.5
Hühnerbrust	0.5
Bananen	0.4
Avocado	0.4
Kartoffeln	0.3
Süßkartoffeln	0.3
Vollkornbrot	0.3
Spinat	0.2
Brokkoli	0.2

Diese Tabelle zeigt die Vitamingehalte in verschiedenen Nahrungsmitteln, die dazu beitragen können, den täglichen Bedarf an Vitamin B6 zu decken.

4.1.7. Vitamin B7 (Biotin)

Vitamin B7, auch bekannt als Biotin, ist ein wasserlösliches Vitamin, das eine zentrale Rolle im Energiestoffwechsel und in der Synthese von Fettsäuren, Aminosäuren und Glukose spielt. Es ist wichtig für die Gesundheit von Haut, Haaren und Nägeln und unterstützt die Funktion des Nervensystems.

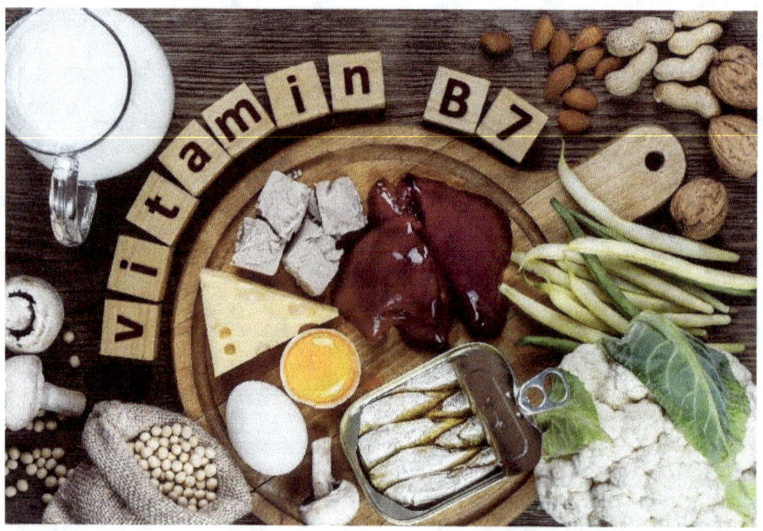

Biotin ist in einer Vielzahl von Lebensmitteln enthalten, jedoch oft in geringen Mengen. Gute Quellen für Biotin sind Leber und andere Innereien, Eier, Nüsse, Samen und bestimmte Gemüse wie Spinat und Brokkoli. Auch Hülsenfrüchte, wie Erbsen, Bohnen und Linsen, sowie Vollkornprodukte und Hefe sind reich an Biotin. Ein weiteres bedeutendes Merkmal von Biotin ist, dass es auch von Bakterien im menschlichen Darm synthetisiert wird, was zur Deckung des täglichen Bedarfs beitragen kann.

Der tägliche Bedarf an Biotin variiert je nach Alter und Geschlecht. Für Erwachsene liegt die empfohlene Tagesdosis bei etwa 30 Mikrogramm (mcg). Während der Schwangerschaft und Stillzeit ist der Bedarf leicht erhöht, um den erhöhten Stoffwechselanforderungen gerecht zu werden und sowohl die Gesundheit der Mutter als auch des Kindes zu unterstützen.

Ein Mangel an Biotin ist selten, kann aber zu Symptomen wie Haarausfall, Hautausschlägen, brüchigen Nägeln, Depressionen, Müdigkeit und neurologischen Störungen führen. Solche Mangelzustände treten häufiger bei Menschen auf, die rohes Eiweiß in großen Mengen konsumieren, da Avidin, ein Protein im Eiweiß, die Biotinaufnahme hemmt und somit den Biotinspiegel im Körper senken kann.

Eine ausgewogene Ernährung, die reich an Biotin-haltigen Lebensmitteln ist, stellt sicher, dass der tägliche Bedarf an diesem wichtigen Vitamin gedeckt wird und trägt zur Aufrechterhaltung der allgemeinen Gesundheit und des Wohlbefindens bei. Lebensmittel wie Eier, Nüsse, Samen, Lachs, Avocados und Süßkartoffeln sind hervorragende Quellen für Biotin und sollten regelmäßig in den Speiseplan integriert werden.

Hier sind die wichtigsten Funktionen von Vitamin B7 (Biotin) in tabellarischer Form:

Wichtigste Funktionen von Vitamin B7
Unterstützung des Stoffwechsels von Kohlenhydraten, Fetten und Proteinen
Förderung gesunder Haut, Haare und Nägel
Beteiligung an der Genregulation und Zellkommunikation
Unterstützung der Energieproduktion
Förderung der Gesundheit des Nervensystems

Diese Funktionen verdeutlichen die essenzielle Rolle von Vitamin B7 (Biotin) in verschiedenen physiologischen Prozessen des menschlichen Körpers.

Hier ist die Tabelle mit dem täglichen Bedarf an Vitamin B7 (Biotin) für verschiedene Gruppen:

Gruppe	Täglicher Bedarf
Kinder	25 µg
Frauen	30 µg
Männer	30 µg
Schwangere	30 µg
Stillende	35 µg

Diese Werte geben eine allgemeine Empfehlung für die tägliche Aufnahme von Biotin, um die Gesundheit zu fördern und Mangelerscheinungen zu vermeiden.

Hier ist die Tabelle mit den häufigsten Nahrungsmitteln, die reich an Vitamin B7 (Biotin) sind, sortiert nach Vitamingehalt pro 100 Gramm:

Nahrung	Vitamin B7 Gehalt (µg/100g)
Hühnerleber	187
Erdnüsse	101
Mandeln	60
Sonnenblumenkerne	53
Walnüsse	37
Schweineleber	27
Eier	25
Haferflocken	20
Weizenkleie	17
Süßkartoffeln	10
Spinat	7
Brokkoli	6
Lachs	5
Bananen	5
Pilze	4

Diese Tabelle zeigt die Biotingehalte in verschiedenen Nahrungsmitteln, die dazu beitragen können, den täglichen Bedarf an Vitamin B7 zu decken.

4.1.8. Vitamin B9 (Folsäure)

Vitamin B9, auch bekannt als Folsäure oder Folat, ist ein essentielles wasserlösliches Vitamin, das eine zentrale Rolle bei der Zellteilung und der DNA-Synthese spielt. Es ist besonders wichtig für Schwangere, da es zur ordnungsgemäßen Entwicklung des Neuralrohrs beim Fötus beiträgt und somit das Risiko von Neuralrohrdefekten wie Spina bifida verringert.

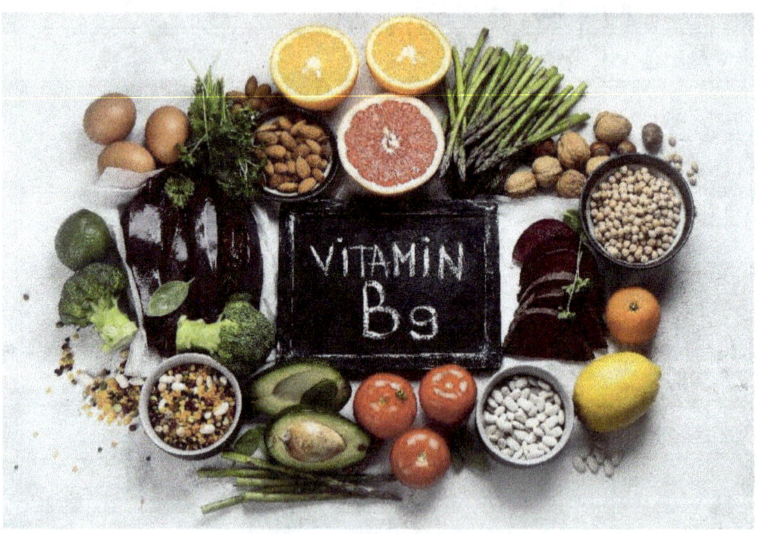

Folat kommt natürlich in vielen Lebensmitteln vor, während Folsäure die synthetische Form ist, die häufig Nahrungsergänzungsmitteln und angereicherten Lebensmitteln zugesetzt wird. Gute natürliche Quellen für Folat sind grünes Blattgemüse wie Spinat, Grünkohl und Rucola, sowie Hülsenfrüchte wie Linsen, Bohnen und Erbsen. Auch Zitrusfrüchte, Avocados, Nüsse und

Samen, sowie Vollkornprodukte sind reich an Folat. Folsäure wird oft in angereichertem Getreide, Brot und Frühstückszerealien gefunden.

Der tägliche Bedarf an Vitamin B9 variiert je nach Alter, Geschlecht und Lebensphase. Erwachsene benötigen etwa 400 Mikrogramm (mcg) pro Tag, während schwangere Frauen 600 mcg und stillende Frauen 500 mcg pro Tag benötigen, um den erhöhten Bedarf während der Schwangerschaft und Stillzeit zu decken.

Ein Mangel an Folsäure kann zu Anämie, Müdigkeit, Schwäche und Konzentrationsschwierigkeiten führen. Bei schwangeren Frauen kann ein schwerer Mangel das Risiko für Fehlgeburten und angeborene Fehlbildungen erhöhen. Daher wird Frauen im gebärfähigen Alter häufig die Einnahme von Folsäurepräparaten empfohlen, um sicherzustellen, dass sie ausreichend mit diesem wichtigen Vitamin versorgt sind. Besonders während der Schwangerschaft ist eine ausreichende Folsäureversorgung entscheidend, um die Gesundheit von Mutter und Kind zu unterstützen.

Eine ausgewogene Ernährung, die reich an folathaltigen Lebensmitteln ist, trägt wesentlich dazu bei, den täglichen Bedarf an Vitamin B9 zu decken und die allgemeine Gesundheit und das Wohlbefinden zu fördern.

Hier sind die wichtigsten Funktionen von Vitamin B9 (Folat) in tabellarischer Form:

Wichtigste Funktionen von Vitamin B9
Unterstützung der DNA-Synthese
Förderung des Zellwachstums und der Zellteilung
Prävention von Neuralrohrdefekten in der Schwangerschaft
Unterstützung des Aminosäurenstoffwechsels
Erhaltung der Herzgesundheit

Diese Funktionen verdeutlichen die essenzielle Rolle von Vitamin B9 in verschiedenen physiologischen Prozessen des menschlichen Körpers.

Hier ist die Tabelle mit dem täglichen Bedarf an Vitamin B9 (Folsäure) für verschiedene Gruppen:

Gruppe	Täglicher Bedarf (mcg)
Kinder	150 mcg
Frauen	400 mcg
Männer	400 mcg
Schwangere	600 mcg
Stillende	500 mcg

Diese Werte geben eine allgemeine Empfehlung für die tägliche Aufnahme von Folsäure, um die Gesundheit zu fördern und Mangelerscheinungen zu vermeiden.

Hier ist die Tabelle mit den häufigsten Nahrungsmitteln, die reich an Vitamin B9 (Folsäure) sind, sortiert nach Vitamingehalt pro 100 Gramm:

Nahrung	Vitamin B9 Gehalt (mcg/100g)
Leber	290
Weizenkeime	281
Sonnenblumenkerne	238
Erdnüsse	240
Linsen	181
Schwarze Bohnen	172
Kichererbsen	172
Spinat	194
Spargel	149
Grünkohl	141
Rosenkohl	110
Brokkoli	108
Avocado	81
Orangensaft	30
Eier	25

Diese Tabelle zeigt die Vitamingehalte in verschiedenen Nahrungsmitteln, die dazu beitragen können, den täglichen Bedarf an Vitamin B9 zu decken.

4.1.9. Vitamin B12 (Cobalamin)

Vitamin B12, auch bekannt als Cobalamin, ist ein wasserlösliches Vitamin, das eine zentrale Rolle bei der Bildung roter Blutkörperchen, der DNA-Synthese und der Funktion des Nervensystems spielt. Es ist einzigartig unter den Vitaminen, da es ausschließlich in tierischen Produkten vorkommt und für seine Aufnahme im Darm einen speziellen Transporter benötigt der **Intrinsic Factor** heißt.

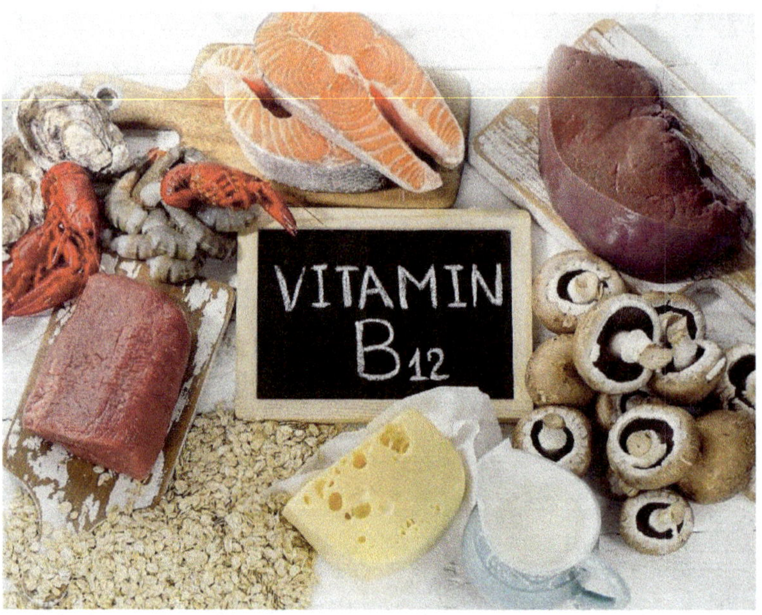

Gute Quellen für Vitamin B12 sind Fleisch, insbesondere Rind- und Hühnerleber, Fisch wie Lachs und Thunfisch, Eier und Milchprodukte wie Käse und Joghurt. Auch angereicherte pflanzliche Produkte wie pflanzliche Milch und Frühstückszerealien können

Vitamin B12 enthalten, was besonders für Veganer und Vegetarier wichtig ist, da sie sonst Gefahr laufen, einen Mangel zu entwickeln.

Der tägliche Bedarf an Vitamin B12 variiert je nach Alter, Geschlecht und Lebensphase. Erwachsene benötigen etwa 2,4 Mikrogramm pro Tag, während Schwangere und Stillende einen leicht erhöhten Bedarf haben. Ein Mangel an Vitamin B12 kann zu schwerwiegenden gesundheitlichen Problemen führen, darunter perniziöse Anämie, Müdigkeit, Schwäche, neurologische Störungen und irreversible Nervenschäden.

Die Symptome eines Vitamin-B12-Mangels sind oft unspezifisch und entwickeln sich langsam, was die Diagnose erschweren kann. Daher ist es wichtig, insbesondere bei pflanzenbasierter Ernährung, den Vitamin-B12-Status regelmäßig zu überwachen und gegebenenfalls geeignete Nahrungsergänzungsmittel zu verwenden, um Mängeln vorzubeugen.

Zusammenfassend ist Vitamin B12 essenziell für die Aufrechterhaltung der Blutbildung und der neurologischen Funktion. Eine ausgewogene Ernährung, die reich an Vitamin-B12-haltigen Lebensmitteln ist, stellt sicher, dass der tägliche Bedarf gedeckt wird und trägt wesentlich zur allgemeinen Gesundheit bei.

Hier sind die wichtigsten Funktionen von Vitamin B12 (Cobalamin) in tabellarischer Form:

Wichtigste Funktionen von Vitamin B12
Bildung roter Blutkörperchen
DNA-Synthese
Unterstützung der Nervensystemfunktion
Aufrechterhaltung des Energiestoffwechsels
Verhinderung von perniziöser Anämie

Diese Funktionen verdeutlichen die essenzielle Rolle von Vitamin B12 in verschiedenen physiologischen Prozessen des menschlichen Körpers.Hier ist die Tabelle mit dem täglichen Bedarf an Vitamin B12 (Cobalamin) für verschiedene Gruppen:

Gruppe	Täglicher Bedarf
Kinder	1.2 mcg
Frauen	2.4 mcg
Männer	2.4 mcg
Schwangere	2.6 mcg
Stillende	2.8 mcg

Diese Werte geben eine allgemeine Empfehlung für die tägliche Aufnahme von Vitamin B12, um die Gesundheit zu fördern und Mangelerscheinungen zu vermeiden.

Hier ist die Tabelle mit den häufigsten Nahrungsmitteln, die reich an Vitamin B12 (Cobalamin) sind, sortiert nach Vitamingehalt pro 100 Gramm:

Nahrung	Vitamin B12 Gehalt (µg/100g)
Muscheln	98.9
Rinderleber	83.1
Hühnerleber	56.9
Hering	13.8
Thunfisch	10.9
Sardinen	8.9
Forelle	7.5
Lachs	4.1
Käse	2.4
Rindfleisch	2.6
Schweinefleisch	0.8
Eier	0.9
Joghurt	0.4
Milch	0.5
Hühnchen	0.3

Diese Tabelle zeigt die Vitamingehalte in verschiedenen Nahrungsmitteln, die dazu beitragen können, den täglichen Bedarf an Vitamin B12 zu decken.

4.2. Nahrungsquellen der fettlöslichen Vitamine

Fettlösliche Vitamine sind essentielle Nährstoffe, die im Gegensatz zu wasserlöslichen Vitaminen im Körper gespeichert werden können. Dazu gehören die Vitamine A, D, E und K, die in verschiedenen Lebensmitteln vorkommen und für viele physiologische Funktionen unerlässlich sind. Da sie im Fettgewebe und in der Leber gespeichert werden, haben sie Vorteile und Nachteile. Einerseits ist eine tägliche Zufuhr nicht erforderlich, und Mangelsymptome treten später auf. Andererseits kann eine Überdosierung schneller zu Vergiftungen führen.

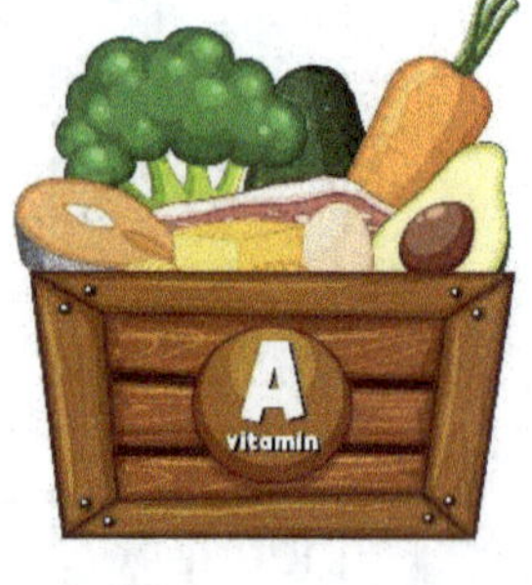

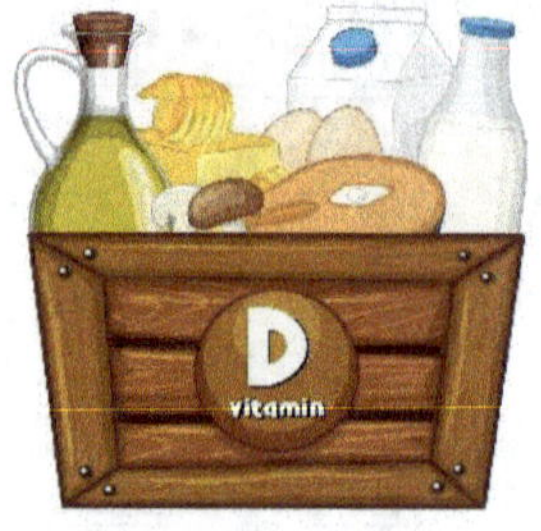

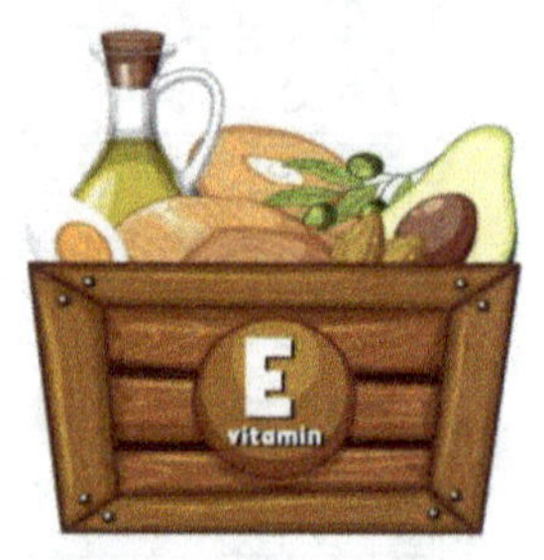

Diese Vitamine sind besonders wichtig für das Sehen, die Knochengesundheit, die Zellschutzmechanismen und die Blutgerinnung. In diesem Abschnitt werden die Hauptnahrungsquellen dieser Vitamine vorgestellt, um Ihnen zu helfen, Ihre Ernährung gezielt zu planen und eine optimale Versorgung sicherzustellen.

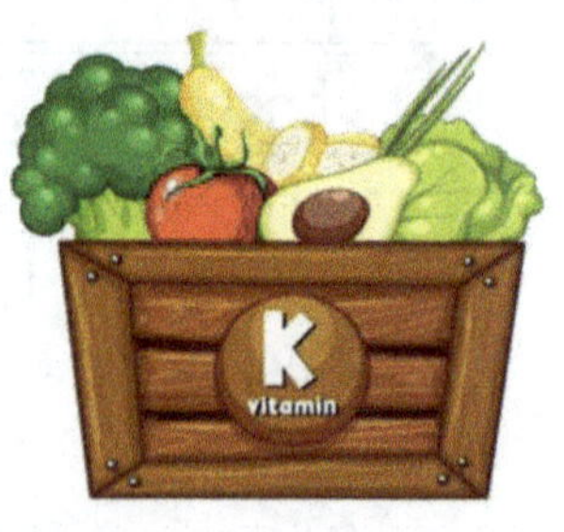

4.2.1. Vitamin A (Retinol, Retinsäure)

Vitamin A, auch bekannt als Retinol, ist ein fettlösliches Vitamin, das eine entscheidende Rolle für das Sehen, das Wachstum, die Immunfunktion und die Zellteilung spielt. Es gibt zwei Hauptformen von Vitamin A in der Nahrung: Retinoide, die in tierischen Produkten vorkommen, und Carotinoide, die in pflanzlichen Lebensmitteln zu finden sind und im Körper zu Retinoiden umgewandelt werden können.

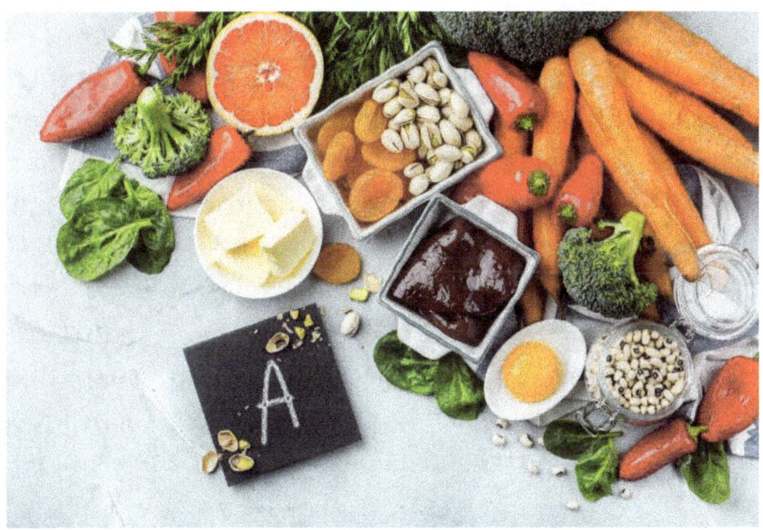

Gute Quellen für Retinoide sind Leber, Fischöl, Milchprodukte wie Butter und Käse, sowie Eier. Besonders reich an Vitamin A ist Leber, insbesondere Rinder- und Hühnerleber, die eine hohe Konzentration an Retinol enthält. Carotinoide, insbesondere Beta-Carotin, kommen in großen Mengen in orangefarbenem und dunkelgrünem Gemüse und Obst vor. Dazu gehören Karotten, Süßkartoffeln, Kürbis, Spinat, Grünkohl und Mangos.

Der tägliche Bedarf an Vitamin A variiert je nach Alter, Geschlecht und Lebensphase. Erwachsene Männer benötigen etwa 900 Mikrogramm Retinol-Äquivalente (RAE) pro Tag, während erwachsene Frauen etwa 700 Mikrogramm RAE pro Tag benötigen. Während der Schwangerschaft und Stillzeit ist der Bedarf leicht erhöht.

Ein Mangel an Vitamin A kann zu schwerwiegenden gesundheitlichen Problemen führen, darunter Nachtblindheit, ein erhöhtes Infektionsrisiko und schwere Augenkrankheiten, die zur Erblindung führen können. Darüber hinaus kann ein chronischer Mangel die Immunfunktion beeinträchtigen und die Anfälligkeit für Infektionen erhöhen. Eine Überdosierung von Vitamin A, insbesondere durch Nahrungs-ergänzungsmittel, kann jedoch toxisch sein und Symptome wie Übelkeit, Kopfschmerzen, Schwindel und in extremen Fällen Leber- und Knochenschäden verursachen.

Eine ausgewogene Ernährung, die sowohl tierische als auch pflanzliche Quellen von Vitamin A enthält, stellt sicher, dass der tägliche Bedarf gedeckt wird und trägt zur allgemeinen Gesundheit und zum Wohlbefinden bei.

Hier sind die wichtigsten Funktionen von Vitamin A in tabellarischer Form:

Wichtigste Funktionen von Vitamin A
Unterstützung der Sehkraft
Erhaltung gesunder Haut und Schleimhäute
Stärkung des Immunsystems
Förderung des Zellwachstums
Unterstützung der Fortpflanzung

Diese Funktionen verdeutlichen die essenzielle Rolle von Vitamin A in verschiedenen physiologischen Prozessen des menschlichen Körpers.

Hier ist die Tabelle mit dem täglichen Bedarf an Vitamin A für verschiedene Gruppen:

Gruppe	Täglicher Bedarf
Kinder	300 (mcg RAE)
Frauen	700 (mcg RAE)
Männer	900 (mcg RAE)
Schwangere	770 (mcg RAE)
Stillende	1300 (mcg RAE)

Diese Werte geben eine allgemeine Empfehlung für die tägliche Aufnahme von Vitamin A, um die Gesundheit zu fördern und Mangelerscheinungen zu vermeiden.

Hier ist die Tabelle mit den häufigsten Nahrungsmitteln, die reich an Vitamin A sind, sortiert nach Vitamingehalt pro 100 Gramm:

Nahrung	Vitamin A Gehalt (µg/100g)
Rinderleber	11000
Hühnerleber	9140
Fischöl	3000
Karotten	835
Süßkartoffeln	709
Butter	684
Grünkohl	681
Spinat	469
Kürbis	426
Rote Paprika	313
Mangold	306
Eier	140
Aprikosen	96
Milch	68
Mangos	54

Diese Tabelle zeigt die Vitamingehalte in verschiedenen Nahrungsmitteln, die dazu beitragen können, den täglichen Bedarf an Vitamin A zu decken.

4.2.2. Vitamin D (Calciferol)

Vitamin D, auch bekannt als das "Sonnenvitamin", spielt eine entscheidende Rolle bei der Regulierung des Kalzium- und Phosphatstoffwechsels im Körper, was für die Erhaltung gesunder Knochen und Zähne unerlässlich ist. Es unterstützt auch die Funktion des Immunsystems und hat eine schützende Wirkung gegen bestimmte Krankheiten.

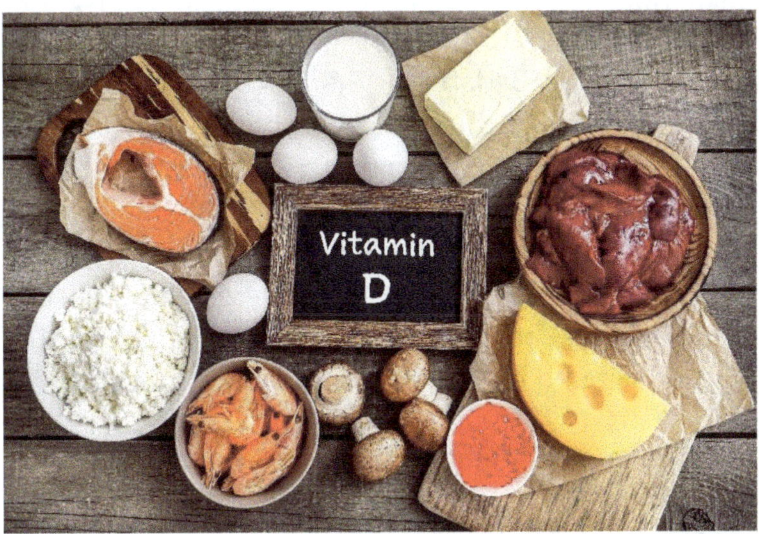

Eine einzigartige Eigenschaft von Vitamin D ist, dass es im Körper synthetisiert werden kann, wenn die Haut der Sonnenstrahlung (UVB-Strahlen) ausgesetzt ist. Dies macht es zu einem Vitamin, dessen Quelle nicht nur auf die Ernährung beschränkt ist. Allerdings kann die Synthese von Vitamin D durch Faktoren wie geografische Lage, Jahreszeit, Hauttyp und Sonnencremegebrauch beeinflusst werden.

Nahrungsquellen für Vitamin D sind begrenzt, aber einige Lebensmittel sind reich an diesem Vitamin. Fettfische wie Lachs, Makrele und Thunfisch sind hervorragende Quellen. Lebertran, ein traditionelles Nahrungsergänzungsmittel, enthält ebenfalls hohe Mengen an Vitamin D. Zudem sind Eier, insbesondere das Eigelb, und angereicherte Milchprodukte wie Milch, Käse und Joghurt gute Quellen. Pflanzliche Alternativen wie angereicherte Soja-, Mandel- und Reismilch bieten auch Vitamin D.

Der tägliche Bedarf an Vitamin D variiert je nach Alter, Geschlecht und Lebensphase. Erwachsene benötigen etwa 15-20 mcg bzw. 600-800 Internationale Einheiten (IU) pro Tag. Menschen mit wenig Sonnenlicht oder dunklerer Haut können einen höheren Bedarf haben. Schwangere und stillende Frauen haben ebenfalls einen erhöhten Bedarf, um ihre Gesundheit und die ihres Kindes zu unterstützen.

Ein Mangel an Vitamin D kann zu Knochenschwäche und -verformungen führen, wie Rachitis bei Kindern und Osteomalazie bei Erwachsenen. Eine Überdosierung ist selten, kann aber Hyperkalzämie verursachen, was ernsthafte gesundheitliche Probleme nach sich zieht. Weitere Symptome einer Überdosierung sind Übelkeit, Erbrechen und Nierenprobleme. Eine ausgewogene Ernährung und ausreichende Sonnenexposition sind wichtig, um den Vitamin-D-Spiegel zu optimieren und das Risiko von Mangelerscheinungen oder Überdosierungen zu minimieren.

Hier sind die wichtigsten Funktionen von Vitamin D in tabellarischer Form:

Wichtigste Funktionen von Vitamin D
Regulation des Kalzium- und Phosphatstoffwechsels
Förderung der Knochengesundheit
Unterstützung der Immunfunktion
Erhaltung der Muskelfunktion
Förderung der Zellteilung

Diese Funktionen verdeutlichen die essenzielle Rolle von Vitamin D in verschiedenen physiologischen Prozessen des menschlichen Körpers.

Hier ist die Tabelle mit dem täglichen Bedarf an Vitamin D für verschiedene Gruppen:

Gruppe	Täglicher Bedarf
Kinder	20 mcg (ca. 800 IU)
Frauen	20 mcg (ca. 800 IU)
Männer	20 mcg (ca. 800 IU)
Schwangere	20 mcg (ca. 800 IU)
Stillende	20 mcg (ca. 800 IU)

Diese Werte geben eine allgemeine Empfehlung für die tägliche Aufnahme von Vitamin D, um die Gesundheit zu fördern und Mangelerscheinungen zu vermeiden.

Hier ist die Tabelle mit den häufigsten Nahrungsmitteln, die reich an Vitamin D sind, sortiert nach Vitamingehalt pro 100 Gramm:

Nahrung	Vitamin D Gehalt (µg/100g)
Lebertran	250
Aal	90
Hering	62.5
Lachs	30
Makrele	16
Sardinen	12.3
Thunfisch	11
Austern	8
Pilze (UV-behandelt)	7.9
Eier	2
Butter	1.5
Milch	1.2
Leber	1.1
Käse	0.6
Rinderhackfleisch	0.2

Diese Tabelle zeigt die Vitamingehalte in verschiedenen Nahrungsmitteln, die dazu beitragen können, den täglichen Bedarf an Vitamin D zu decken.

4.2.3. Vitamin E (Tocopherol)

Vitamin E ist ein fettlösliches Vitamin, das eine wichtige Rolle als Antioxidans im Körper spielt. Es schützt die Zellen vor oxidativem Stress und freien Radikalen, die Zellschäden verursachen können. Darüber hinaus unterstützt Vitamin E das Immunsystem, fördert die Gesundheit von Haut und Augen und trägt zur allgemeinen Vitalität bei.

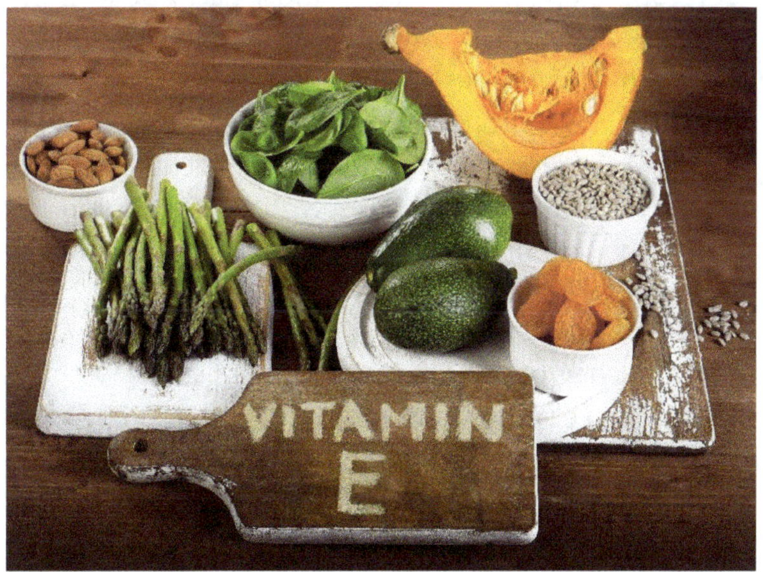

Gute Nahrungsquellen für Vitamin E sind pflanzliche Öle wie Sonnenblumenöl, Olivenöl und Weizenkeimöl, die besonders reich an diesem Vitamin sind. Auch Nüsse und Samen, insbesondere Mandeln, Haselnüsse und Sonnenblumenkerne, enthalten hohe Mengen an Vitamin E. Weitere Quellen sind grüne Blattgemüse wie Spinat und Brokkoli sowie Avocados, die ebenfalls zu einer guten Versorgung beitragen können. Zusätzlich liefern Vollkornprodukte und bestimmte Fischarten wie Lachs und Forelle nennenswerte Mengen an Vitamin E.

er tägliche Bedarf an Vitamin E variiert je nach Alter, Geschlecht und Lebensphase. Erwachsene benötigen etwa 15 mg pro Tag, während schwangere und stillende Frauen einen etwas höheren Bedarf haben können. Ein Mangel an Vitamin E ist selten, kann aber zu neurologischen Problemen, Muskelschwäche und Sehproblemen führen. Eine Überdosierung von Vitamin E durch Nahrungsergänzungsmittel kann das Blutungsrisiko erhöhen und sollte daher vermieden werden. Es ist wichtig, den täglichen Bedarf vorzugsweise durch eine ausgewogene Ernährung mit natürlichen Vitamin-E-Quellen zu decken, um mögliche Nebenwirkungen zu minimieren.

Eine ausgewogene Ernährung, die reich an Vitamin-E-haltigen Lebensmitteln ist, trägt dazu bei, den täglichen Bedarf zu decken und die antioxidativen Abwehrkräfte des Körpers zu stärken. Insbesondere die Integration von Nüssen, Samen und pflanzlichen Ölen in die Ernährung kann helfen, eine optimale Vitamin-E-Versorgung sicherzustellen und somit die allgemeine Gesundheit und das Wohlbefinden zu fördern. Auch der regelmäßige Verzehr von grünem Blattgemüse und Vollkornprodukten kann dazu beitragen, die Aufnahme dieses wichtigen Vitamins zu maximieren.

Hier sind die wichtigsten Funktionen von Vitamin E in tabellarischer Form:

Wichtigste Funktionen von Vitamin E
Schutz der Zellen vor oxidativem Stress
Unterstützung des Immunsystems
Förderung der Hautgesundheit
Unterstützung der Augenfunktion
Förderung der Herz-Kreislauf-Gesundheit

Diese Funktionen verdeutlichen die essenzielle Rolle von Vitamin E in verschiedenen physiologischen Prozessen des menschlichen Körpers.

Hier ist die Tabelle mit dem täglichen Bedarf an Vitamin E für verschiedene Gruppen:

Gruppe	Täglicher Bedarf (mg)
Kinder	7 mg
Frauen	15 mg
Männer	15 mg
Schwangere	15 mg
Stillende	19 mg

Diese Werte geben eine allgemeine Empfehlung für die tägliche Aufnahme von Vitamin E, um die Gesundheit zu fördern und Mangelerscheinungen zu vermeiden.

Hier ist die Tabelle mit den häufigsten Nahrungsmitteln, die reich an Vitamin E sind, sortiert nach Vitamingehalt pro 100 Gramm:

Nahrung	Vitamin E Gehalt (mg/100g)
Sonnenblumenkerne	35.17
Mandeln	25.63
Haselnüsse	15.03
Olivenöl	14.35
Pinienkerne	9.33
Erdnüsse	8.33
Kürbiskerne	2.18
Avocado	2.07
Spinat	2.03
Paprika	1.58
Brokkoli	1.51
Kiwi	1.46
Mango	0.90
Tomaten	0.54
Süßkartoffeln	0.26

Diese Tabelle zeigt die Vitamingehalte in verschiedenen Nahrungsmitteln, die dazu beitragen können, den täglichen Bedarf an Vitamin E zu decken.

4.2.4. Vitamin K (Phyllochinon, Menachinon)

Vitamin K ist ein fettlösliches Vitamin, das eine entscheidende Rolle bei der Blutgerinnung und der Knochengesundheit spielt. Es existiert in zwei Hauptformen: Vitamin K1 (Phyllochinon), das in pflanzlichen Lebensmitteln vorkommt, und Vitamin K2 (Menachinon), das in tierischen Produkten und fermentierten Lebensmitteln zu finden ist. Beide Formen sind essentiell für die Aktivierung von Proteinen, die für die Blutgerinnung und den Knochenstoffwechsel wichtig sind.

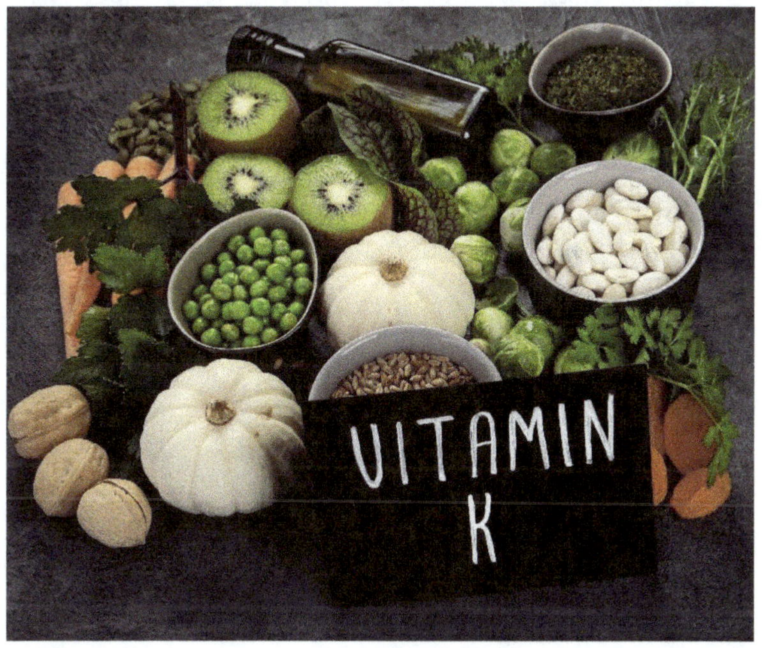

Die besten Quellen für Vitamin K1 sind grüne Blattgemüse wie Spinat, Grünkohl, Brokkoli und

Rosenkohl. Diese Gemüsesorten enthalten hohe Mengen an Phyllochinon, das leicht vom Körper aufgenommen und genutzt werden kann. Vitamin K2 findet sich hauptsächlich in fermentierten Lebensmitteln wie Natto (fermentierte Sojabohnen), Sauerkraut und bestimmten Käsesorten. Auch tierische Produkte wie Eier und Leber enthalten Vitamin K2, wenn auch in geringeren Mengen. Regelmäßiger Verzehr dieser Lebensmittel kann dazu beitragen, den täglichen Bedarf an Vitamin K zu decken und die Gesundheit zu fördern.

Der tägliche Bedarf an Vitamin K variiert je nach Alter und Geschlecht. Erwachsene Männer benötigen etwa 120 Mikrogramm (mcg) pro Tag, während erwachsene Frauen etwa 90 Mikrogramm pro Tag benötigen. Ein Mangel an Vitamin K kann zu schwerwiegenden gesund-heitlichen Problemen führen, einschließlich einer erhöhten Blutungsneigung und Knochen-schwäche.

Vitamin K wird auch in geringen Mengen von der Darmflora produziert, was die Bedeutung einer gesunden Darmgesundheit unterstreicht. Eine ausgewogene Ernährung, die reich an Vitamin-K-haltigen Lebensmitteln ist, sowie eine gesunde Darmflora tragen dazu bei, den täglichen Bedarf an diesem wichtigen Vitamin zu decken und die allgemeine Gesundheit zu fördern.

Hier sind die wichtigsten Funktionen von Vitamin K in tabellarischer Form:

Wichtigste Funktionen von Vitamin K
Förderung der Blutgerinnung
Unterstützung der Knochengesundheit
Regulierung des Kalziumstoffwechsels
Erhaltung der Herzgesundheit
Unterstützung der Wundheilung

Diese Funktionen verdeutlichen die essenzielle Rolle von Vitamin K in verschiedenen physiologischen Prozessen des menschlichen Körpers.

Hier ist die Tabelle mit dem täglichen Bedarf an Vitamin K für verschiedene Gruppen:

Gruppe	Täglicher Bedarf
Kinder	55 mcg
Frauen	90 mcg
Männer	120 mcg
Schwangere	90 mcg
Stillende	90 mcg

Diese Werte geben eine allgemeine Empfehlung für die tägliche Aufnahme von Vitamin K, um die Gesundheit zu fördern und Mangelerscheinungen zu vermeiden.

Hier ist die Tabelle mit den häufigsten Nahrungsmitteln, die reich an Vitamin K sind, sortiert nach Vitamingehalt pro 100 Gramm:

Nahrung	Vitamin K Gehalt (µg/100g)
Petersilie	1640
Grünkohl	817
Spinat	483
Schnittlauch	212
Rosenkohl	177
Sauerkraut	150
Brokkoli	141
Kohlrabi	138
Kopfsalat	126
Rucola	108
Olivenöl	55
Avocado	21
Hühnerleber	13

Diese Tabelle zeigt die Vitamingehalte in verschiedenen Nahrungsmitteln, die dazu beitragen können, den täglichen Bedarf an Vitamin K zu decken.

4.3. Abschlusswort

Die richtige Versorgung mit fettlöslichen Vitaminen ist für unsere Gesundheit von entscheidender Bedeutung. Diese Vitamine – A, D, E und K – spielen eine wesentliche Rolle bei zahlreichen physiologischen Prozessen, von der Aufrechterhaltung der Sehkraft und Knochengesundheit bis hin zum Schutz der Zellen und der Förderung der Blutgerinnung. Da sie im Körper gespeichert werden können, ist eine tägliche Zufuhr nicht zwingend erforderlich. Allerdings birgt diese Eigenschaft auch das Risiko einer Überdosierung, die zu toxischen Effekten führen kann.

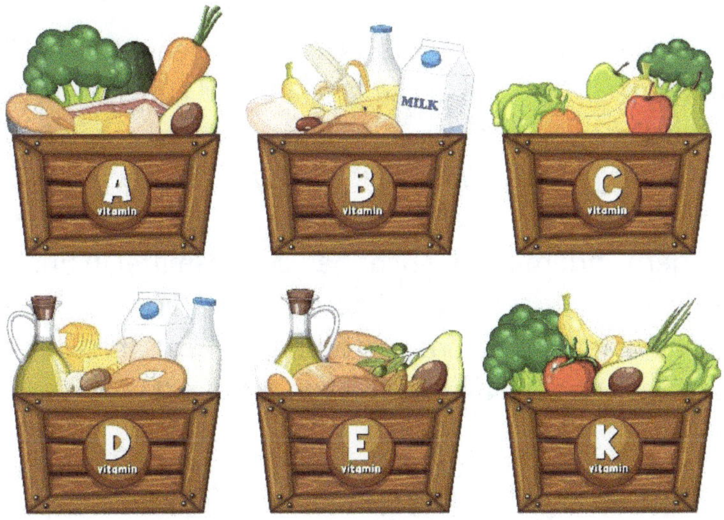

Die in diesem Kapitel aufgeführten Nahrungsquellen zeigen, dass eine ausgewogene Ernährung, die reich an grünem Blattgemüse, tierischen Produkten und bestimmten pflanzlichen Ölen ist, eine ausreichende Versorgung mit diesen essentiellen Nährstoffen gewährleistet. Darüber hinaus spielen auch alternative Methoden der Vitaminaufnahme, wie die Synthese von Vitamin D durch Sonnenlicht und die Produktion von Vitamin K durch die Darmflora, eine wichtige Rolle.

Es ist wichtig, sich der individuellen Bedürfnisse und Risiken bewusst zu sein, insbesondere bei besonderen Lebensumständen wie Schwangerschaft, Stillzeit oder speziellen Ernährungsformen. Eine regelmäßige Überprüfung des Vitaminstatus durch einen Arzt kann helfen, Mängel oder Überschüsse frühzeitig zu erkennen und entsprechende Maßnahmen zu ergreifen.

Zusammenfassend lässt sich sagen, dass ein fundiertes Wissen über die Quellen und Funktionen der fettlöslichen Vitamine und eine bewusste Ernährungsweise wesentlich dazu beitragen, die Gesundheit zu erhalten und das Wohlbefinden zu steigern. Indem wir die richtigen Lebensmittel in unsere tägliche Ernährung integrieren, können wir sicherstellen, dass unser Körper optimal mit diesen lebenswichtigen Nährstoffen versorgt wird.

Kapitel

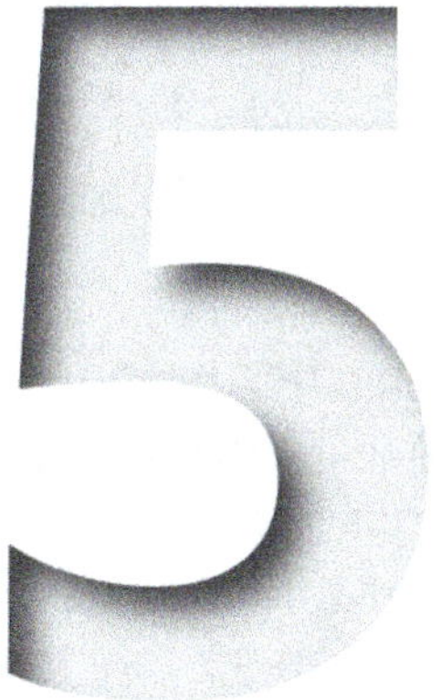

Weitere Strategien zur optimalen Vitaminversorgung

Im Verlauf dieses Buches haben wir die fundamentalen Aspekte der Vitamine untersucht, einschließlich ihrer Funktionen, Nahrungsquellen und der potenziellen gesundheitlichen Auswirkungen bei Mangel oder Überdosierung. Wir haben sowohl wasserlösliche als auch fettlösliche Vitamine betrachtet und die Bedeutung einer ausgewogenen Ernährung hervorgehoben, um eine optimale Versorgung mit diesen lebenswichtigen Nährstoffen sicherzustellen.

In diesem Kapitel werden wir über alternative Methoden der Vitaminaufnahme sprechen, die über die reine Ernährung hinausgehen. Dazu gehört die Synthese von Vitamin D durch Sonnenlicht, die symbiotische Beziehung zwischen Vitamin K und der Darmflora sowie interessante Beispiele wie die Hautsynthese von Vitamin B3 durch UV-Licht. Diese Methoden bieten faszinierende Einblicke in die natürliche Fähigkeit unseres Körpers, Vitamine zu produzieren und zu nutzen.

Darüber hinaus werden wir Ernährungsstrategien für eine optimale Vitaminversorgung besprechen, einschließlich der Bedeutung von Vielfalt und praktischen Tipps für die tägliche Ernährung. Schließlich werfen wir einen Blick auf Nahrungsergänzungsmittel, ihre Formen, Anwendungen und potenziellen Risiken. Dieses Kapitel wird Ihnen helfen, ein umfassendes Verständnis für eine ganzheitliche Vitaminversorgung zu entwickeln und Ihnen praktische Ratschläge an die Hand geben, um Ihre Gesundheit und Ihr Wohlbefinden zu optimieren. Lassen Sie uns gemeinsam tiefer in die Welt der Vitamine eintauchen und entdecken, wie Sie Ihre Ernährung und Lebensweise noch besser an Ihre Bedürfnisse anpassen können.

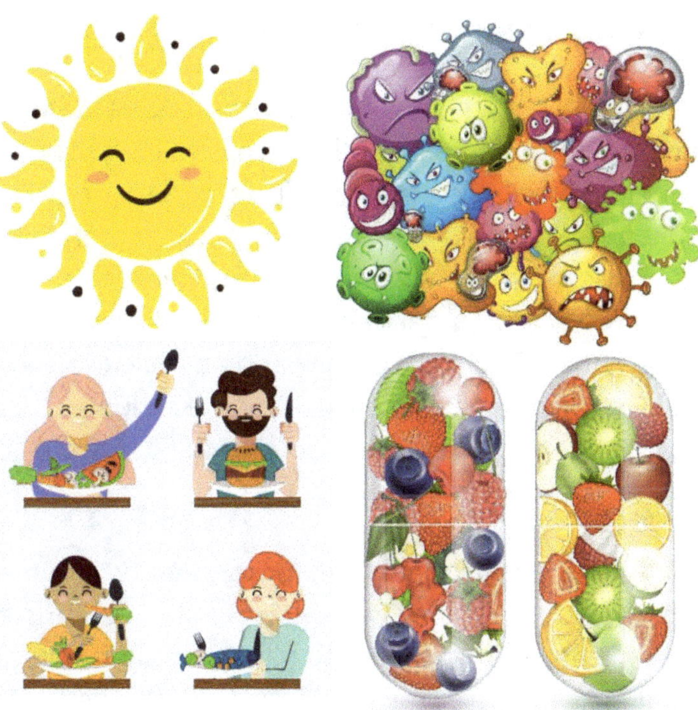

5.1 Alternative Methoden der Vitaminaufnahme

Neben der Aufnahme von Vitaminen durch die Nahrung gibt es auch alternative Methoden, durch die unser Körper diese essenziellen Nährstoffe erhält. Diese Methoden umfassen die Synthese von Vitaminen durch Sonnenlicht, die Produktion durch unsere Darmflora und weitere interessante Mechanismen. In diesem Abschnitt werden wir drei solcher Methoden näher betrachten.

5.1.1 Die Rolle des Sonnenlichts bei der Synthese von Vitamin D

Vitamin D, auch bekannt als das **Sonnenvitamin**, wird im Körper hauptsächlich durch die Einwirkung von Sonnenlicht auf die Haut produziert. Wenn die Haut ultraviolette B-Strahlen (UVB) ausgesetzt ist, wandelt sie das Cholesterin in Vitamin D3 (Cholecalciferol) um. Dieses wird dann in der Leber und den Nieren in seine aktive Form, Calcitriol, umgewandelt. Calcitriol spielt eine wesentliche Rolle im Kalzium- und Phosphatstoffwechsel und ist entscheidend für die Knochengesundheit.

Die Sonnenexposition ist besonders wichtig für Menschen, die in Regionen mit begrenztem Sonnenlicht leben oder sich häufig in Innenräumen aufhalten. Um ausreichend Vitamin D zu synthetisieren, wird empfohlen, täglich etwa 15-30 Minuten direkte

Sonneneinstrahlung auf Gesicht, Arme und Beine zu bekommen, ohne Sonnenschutzmittel. Es ist jedoch wichtig, ein Gleichgewicht zu finden, um das Risiko von Hautkrebs durch übermäßige Sonnenexposition zu vermeiden. In Zeiten oder Regionen mit wenig Sonnenlicht können Vitamin-D-reiche Lebensmittel und Nahrungsergänzungsmittel helfen, den Bedarf zu decken.

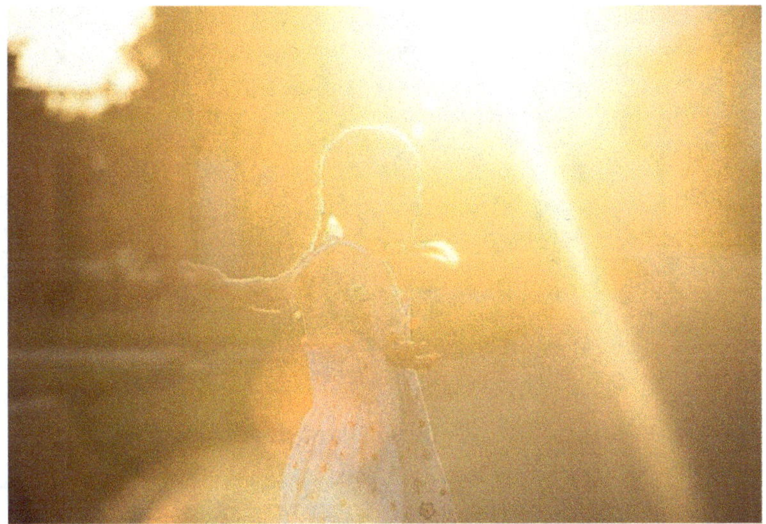

**Produktion von Vitamin D in der Haut
durch Sonnenlichteinstrahlung**

5.1.2 Vitamin K und die Darmflora: Ein symbiotisches Verhältnis

Vitamin K ist ein weiteres Beispiel für ein Vitamin, das unser Körper auf alternative Weise erhält. Neben der Aufnahme über grüne Blattgemüse und fermentierte Lebensmittel produziert auch die Darmflora, insbesondere die Bakterien im Dickdarm, Vitamin K2. Diese Symbiose zwischen dem menschlichen Körper und den Darmbakterien ist essenziell für die Gesundheit.

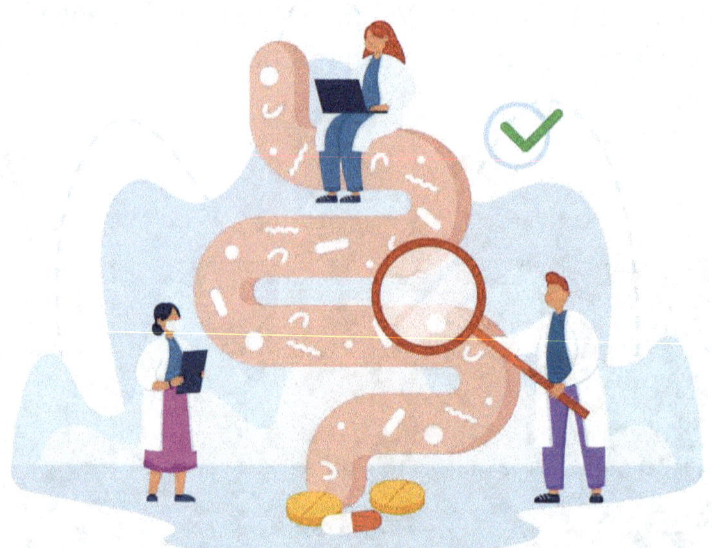

Produktion von Vitamin K im Darm durch Darmbakterien

Die Produktion von Vitamin K2 durch die Darmbakterien trägt erheblich zur Deckung des täglichen Bedarfs bei und unterstützt die Blutgerinnung sowie die Knochengesundheit. Eine gesunde Darmflora ist daher entscheidend für die Vitamin-K-Versorgung. Antibiotika, eine ungesunde Ernährung und andere Faktoren können das Gleichgewicht der Darmflora stören und zu einem Mangel an Vitamin K führen. Daher ist es wichtig, die Darmgesundheit durch eine ausgewogene Ernährung, Probiotika und einen bewussten Lebensstil zu fördern.

5.1.3 Beispiele anderer Vitamine: Die Hautsynthese von Vitamin B3 (Niacin) durch UV-Licht

Ein weiteres interessantes Beispiel für die Synthese von Vitaminen im Körper ist Vitamin B3, auch bekannt als Niacin. Dieses Vitamin kann teilweise durch die Haut unter Einwirkung von UV-Licht synthetisiert werden. Niacin spielt eine wichtige Rolle im Energiestoffwechsel und der Zellreparatur. Obwohl die Hauptquelle von Niacin die Ernährung ist, kann die Hautsynthese eine zusätzliche Versorgung bieten, insbesondere wenn die Nahrungsaufnahme nicht ausreicht.

Die Synthese von Niacin aus der Aminosäure Tryptophan wird durch Sonnenlicht unterstützt, was bedeutet, dass eine moderate Sonnenexposition auch hier vorteilhaft sein kann. Dennoch ist die Menge an Niacin, die auf diese Weise produziert wird, relativ gering im Vergleich zu den Mengen, die durch die Nahrung aufgenommen werden. Es zeigt jedoch, wie vielseitig und anpassungsfähig unser Körper ist, um sicherzustellen, dass er die notwendigen Vitamine erhält.

Diese alternativen Methoden der Vitaminaufnahme verdeutlichen die komplexen und faszinierenden Wege, durch die unser Körper essentielle Nährstoffe erhält und nutzt.

5.2 Ernährungsstrategien für eine optimale Vitaminversorgung

Eine ausgewogene Ernährung ist der Schlüssel zu einer optimalen Versorgung mit Vitaminen und anderen essentiellen Nährstoffen. In diesem Abschnitt werden wir verschiedene Ernährungsstrategien betrachten, die Ihnen helfen, Ihre Vitaminzufuhr zu maximieren. Wir besprechen die Bedeutung einer ausgewogenen Ernährung, die Vielfalt in der Ernährung und geben praktische Tipps für die tägliche Ernährung.

5.2.1 Ausgewogene Ernährung

Eine ausgewogene Ernährung stellt sicher, dass der Körper alle notwendigen Nährstoffe in den richtigen Mengen erhält. Dies bedeutet, dass Ihre Ernährung eine Vielzahl von Lebensmitteln aus allen Lebensmittelgruppen umfassen sollte: Obst, Gemüse, Vollkornprodukte, Proteine und gesunde Fette. Jede Lebensmittelgruppe liefert verschiedene Vitamine und Mineralstoffe, die für die Gesundheit unerlässlich sind.

Zum Beispiel liefern Obst und Gemüse eine breite Palette von Vitaminen wie Vitamin C, A und K, während Vollkornprodukte wichtige B-Vitamine enthalten. Proteine aus Fleisch, Fisch, Eiern und pflanzlichen Quellen wie Hülsenfrüchten und Nüssen bieten essentielle Aminosäuren und B-Vitamine. Gesunde Fette aus Nüssen, Samen und pflanzlichen Ölen liefern fettlösliche Vitamine wie Vitamin E und K. Eine ausgewogene Ernährung hilft nicht nur, Mängel zu vermeiden, sondern unterstützt auch die allgemeine Gesundheit und das Wohlbefinden.

5.2.2 Die Bedeutung von Vielfalt in der Ernährung

Vielfalt in der Ernährung ist entscheidend, um sicherzustellen, dass Sie alle notwendigen Nährstoffe erhalten. Eine monotone Ernährung, die sich nur auf wenige Lebensmittel konzentriert, kann zu Mängeln und einem Ungleichgewicht führen. Durch die Einbeziehung einer breiten Palette von Lebensmitteln erhöhen Sie die Chancen, alle essentiellen Vitamine und Mineralstoffe zu erhalten.

Jede Woche verschiedene Obst- und Gemüsesorten, Proteine und Getreide auszuwählen, kann helfen, die Vielfalt zu erhöhen. Es ist auch wichtig, saisonale und regionale Produkte zu nutzen, die oft frischer und nährstoffreicher sind. Darüber hinaus bietet die Vielfalt in der Ernährung nicht nur gesundheitliche Vorteile, sondern macht das Essen auch interessanter und angenehmer. Es fördert eine ausgewogene Ernährung und verhindert Langeweile und den Wunsch nach ungesunden Lebensmitteln.

5.2.3 Praktische Tipps für die tägliche Ernährung

Um eine optimale Vitaminversorgung sicherzustellen, gibt es einige praktische Tipps, die Sie in Ihren Alltag integrieren können. Planen Sie Ihre

Mahlzeiten im Voraus und stellen Sie sicher, dass jede Mahlzeit eine Vielzahl von Lebensmitteln enthält. Achten Sie darauf, jeden Tag mindestens fünf Portionen Obst und Gemüse zu essen. Versuchen Sie, Vollkornprodukte gegenüber raffinierten Getreiden zu bevorzugen, da diese mehr Nährstoffe enthalten.

Ein weiterer Tipp ist, gesunde Snacks wie Nüsse, Samen, Früchte oder Gemüsesticks zur Hand zu haben. Diese können helfen, den kleinen Hunger zwischendurch zu stillen und gleichzeitig wertvolle Vitamine zu liefern. Achten Sie auch auf die Zubereitungsmethoden: Dampfen, Grillen und Backen sind nährstoffschonender als Frittieren. Schließlich ist es wichtig, ausreichend Wasser zu trinken, um die Nährstoffaufnahme und den Stoffwechsel zu unterstützen.

Diese Ernährungsstrategien helfen Ihnen, eine optimale Vitaminversorgung zu gewährleisten und Ihre allgemeine Gesundheit zu fördern. Indem Sie auf eine ausgewogene, vielfältige Ernährung achten und praktische Tipps befolgen, können Sie sicherstellen, dass Ihr Körper alle notwendigen Nährstoffe erhält.

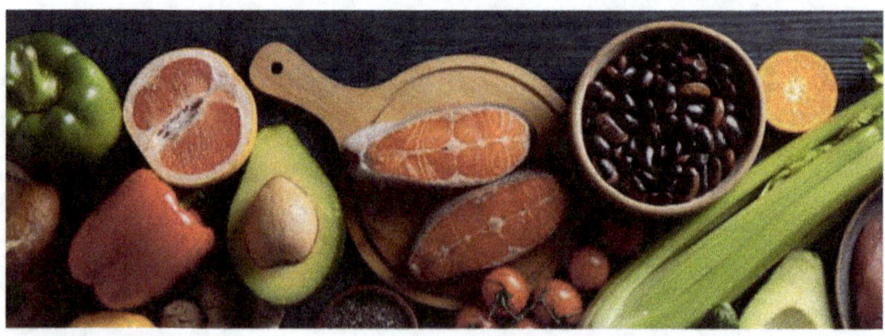

5.3 Nahrungsergänzungsmittel

Nahrungsergänzungsmittel können eine nützliche Ergänzung zu einer ausgewogenen Ernährung sein, insbesondere wenn bestimmte Nährstoffe nicht in ausreichender Menge durch die Nahrung aufgenommen werden können. In diesem Abschnitt werden wir die verschiedenen Formen von Nahrungsergänzungsmitteln, ihre Anwendung und mögliche Risiken und Nebenwirkungen betrachten.

5.3.1 Tabletten, Brausetabletten, Kapseln und Ampullen

Nahrungsergänzungsmittel sind in verschiedenen Formen erhältlich, die jeweils ihre eigenen Vor- und Nachteile haben. Tabletten sind eine gängige Form und bieten eine bequeme Möglichkeit, Vitamine und Mineralstoffe zu ergänzen. Sie sind leicht zu dosieren und zu lagern, können aber bei manchen Menschen Schluckbeschwerden verursachen.

Brausetabletten lösen sich in Wasser auf und sind besonders praktisch für diejenigen, die Schwierigkeiten beim Schlucken von Tabletten haben. Sie bieten auch den Vorteil, dass sie oft besser schmecken und schneller aufgenommen werden. Kapseln, die oft aus Gelatine bestehen, sind eine weitere beliebte Form, da sie leichter zu schlucken sind und weniger Zusatzstoffe enthalten können. Ampullen enthalten flüssige Nahrungsergänzungsmittel und bieten eine schnelle

Aufnahme der Nährstoffe, sind jedoch weniger praktisch für den täglichen Gebrauch.

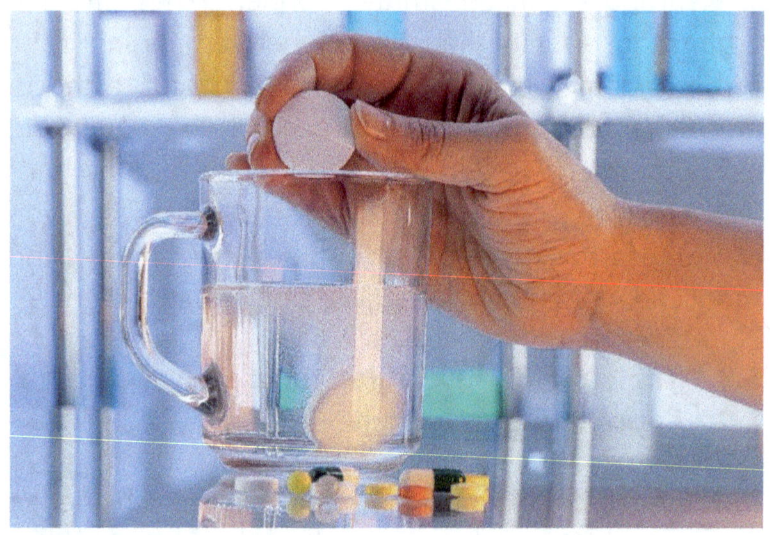

5.3.2 Wann und wie Nahrungsergänzungsmittel sinnvoll sind

Nahrungsergänzungsmittel sind sinnvoll, wenn bestimmte Nährstoffe über die normale Ernährung nicht in ausreichender Menge aufgenommen werden können. Dies kann bei bestimmten Gesundheitszuständen, während der Schwangerschaft oder bei speziellen Ernährungsformen wie Veganismus der Fall sein. Beispielsweise kann die Einnahme von Vitamin-D-Supplementen im Winter notwendig sein, wenn die Sonnenlichtintensität nicht ausreicht, um genügend Vitamin D zu produzieren.

Es ist wichtig, Nahrungsergänzungsmittel nach Rücksprache mit einem Arzt oder Ernährungsberater zu verwenden, um Überdosierungen und unerwünschte Wechselwirkungen mit anderen Medikamenten zu vermeiden. Eine gezielte Supplementierung sollte auf die individuellen Bedürfnisse abgestimmt sein und nicht als Ersatz für eine gesunde Ernährung betrachtet werden.

5.3.3 Risiken und Nebenwirkungen

Obwohl Nahrungsergänzungsmittel viele Vorteile bieten können, gibt es auch Risiken und Nebenwirkungen, die berücksichtigt werden müssen. Eine Überdosierung von fettlöslichen Vitaminen wie A, D, E und K kann zu toxischen Effekten führen, da diese im Körper gespeichert werden und sich anreichern können. Auch wasserlösliche Vitamine, obwohl seltener, können in hohen Dosen unerwünschte Wirkungen haben, wie beispielsweise Nierenschäden durch zu viel Vitamin C.

Wechselwirkungen mit Medikamenten sind ein weiteres Risiko. Einige Nahrungsergänzungsmittel können die Wirkung von verschreibungspflichtigen Medikamenten verstärken oder abschwächen. Beispielsweise kann Vitamin K die Wirksamkeit von Blutverdünnern beeinträchtigen. Daher ist es wichtig, alle verwendeten Nahrungsergänzungsmittel mit einem Arzt zu besprechen.

Zudem sollten Nahrungsergänzungsmittel aus vertrauenswürdigen Quellen stammen, um sicherzustellen, dass sie sicher und wirksam sind. Nicht alle auf dem Markt erhältlichen Produkte werden ausreichend reguliert, und einige können Verunreinigungen oder falsche Angaben über den Nährstoffgehalt enthalten. Es ist ratsam, Produkte zu wählen, die von unabhängigen Stellen getestet wurden, um ihre Qualität und Reinheit zu gewährleisten. Achten Sie auch auf Zertifikate und Gütesiegel, die eine zusätzliche Sicherheit bieten können.

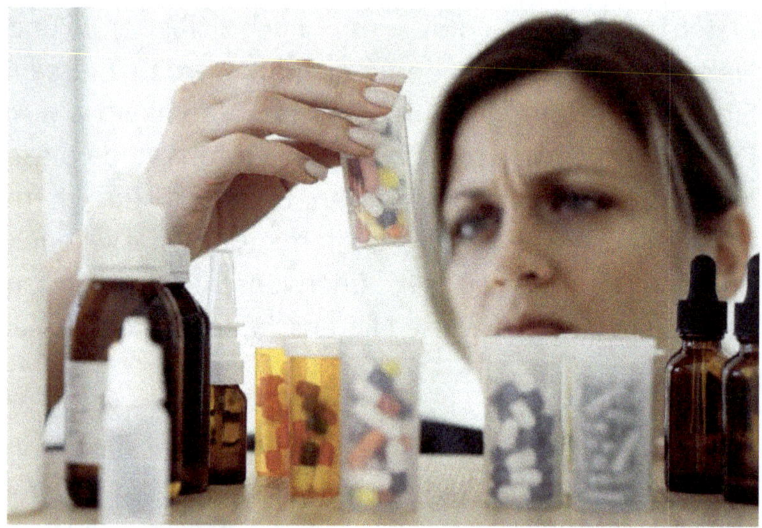

Diese Überlegungen helfen Ihnen, Nahrungs-ergänzungsmittel verantwortungsvoll und effektiv zu nutzen, um Ihre Gesundheit zu unterstützen.

5.4 Schlusswort

In diesem Kapitel haben wir alternative Methoden der Vitaminaufnahme, Ernährungsstrategien und die Rolle von Nahrungsergänzungsmitteln beleuchtet. Wichtige Erkenntnisse umfassen die Bedeutung von Sonnenlicht für die Vitamin-D-Synthese, die Rolle der Darmflora bei der Produktion von Vitamin K und die Notwendigkeit einer vielfältigen, ausgewogenen Ernährung. Nahrungsergänzungsmittel können hilfreich sein, sollten jedoch mit Bedacht und unter ärztlicher Aufsicht verwendet werden, um Überdosierungen und Wechselwirkungen zu vermeiden.

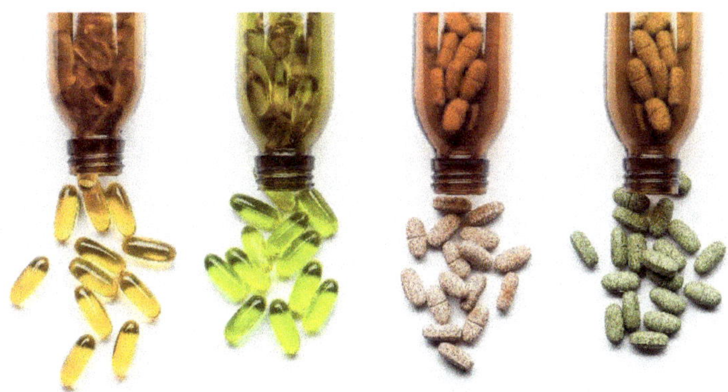

Für die Praxis empfehlen wir eine abwechslungsreiche Ernährung, die alle notwendigen Vitamine liefert, und die bewusste Nutzung von Nahrungsergänzungsmitteln, wenn natürliche Quellen nicht ausreichen. Eine regelmäßige Überprüfung des

Vitaminstatus kann helfen, Mängel frühzeitig zu erkennen und gezielt zu behandeln.

Im nächsten Kapitel, "Kapitel 6: Visualisierungen, mit Tabellen und Grafiken für ein besseres Verständnis", werden wir die Informationen aus den vorangegangenen Kapiteln grafisch aufbereiten. Dies erleichtert das Verständnis und hilft Ihnen, die komplexen Zusammenhänge der Vitaminversorgung noch besser zu erfassen.

Kapitel

6

Visualisierungen:
Grafische Darstellungen und Tabellen
für ein besseres Verständnis

In den vorherigen Kapiteln haben wir die wesentlichen Informationen zu Vitaminen, deren Quellen und deren Bedeutung für unsere Gesundheit detailliert besprochen. Um das Verständnis dieser komplexen Themen zu erleichtern, bieten wir in diesem Kapitel eine Vielzahl von Visualisierungen, Tabellen und Grafiken an. Diese visuellen Hilfsmittel dienen dazu, die Informationen klar und übersichtlich darzustellen, wodurch sie leichter zugänglich und verständlich werden.

Dieses Kapitel enthält farbige Diagramme, die die Funktionen der verschiedenen Vitamine veranschaulichen, Tabellen, die die wichtigsten Nährstoffquellen zusammenfassen, und Infografiken, die die Synthese- und Stoffwechselprozesse im Körper verdeutlichen. Durch die Nutzung dieser visuellen Hilfsmittel können Sie die wesentlichen Erkenntnisse aus den vorherigen Kapiteln noch besser verinnerlichen und in die Praxis umsetzen.

Unser Ziel ist es, Ihnen nicht nur fundiertes Wissen zu vermitteln, sondern dieses Wissen auch so aufzubereiten, dass es leicht anwendbar ist. Die Visualisierungen in diesem Kapitel sollen Ihnen dabei helfen, die richtigen Entscheidungen für Ihre Gesundheit zu treffen und die Informationen effektiv zu nutzen. Lassen Sie uns nun in die Welt der Visualisierungen eintauchen und die faszinierenden Zusammenhänge der Vitaminversorgung anschaulich erleben.

1 . Chemische Formeln der Vitamine

Die chemischen Formeln der Vitamine verdeutlichen ihre strukturelle Vielfalt und Komplexität. Diese Formeln zeigen die spezifischen Atomanordnungen, die den einzigartigen Funktionen jedes Vitamins zugrunde liegen. In den folgenden Grafiken werden die chemischen Strukturen der wichtigsten Vitamine dargestellt, um ein tieferes Verständnis ihrer biochemischen Eigenschaften zu ermöglichen. In den folgenden Grafiken sehen Sie die chemischen Formeln einiger wichtiger Vitamine.

H_3C CH_3 CH_3 CH_3
OH
CH_3
Vitamin A
$C_{20}H_{30}O$

Vitamin-A-Molekül

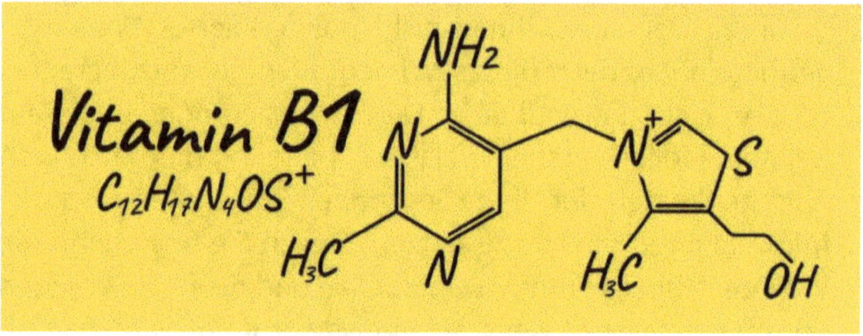

Vitamin B1 Molekül

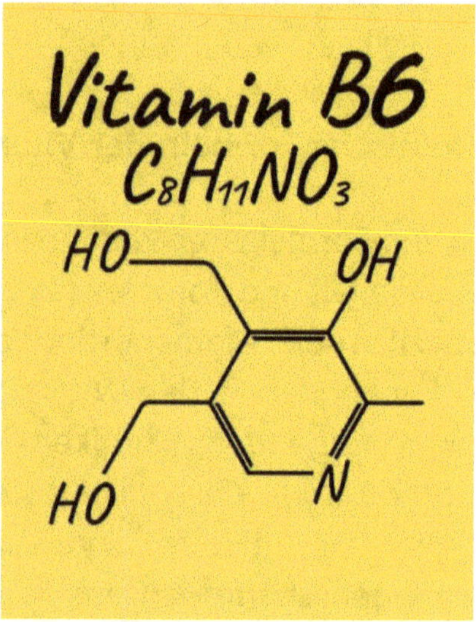

Vitamin B6 Molekül

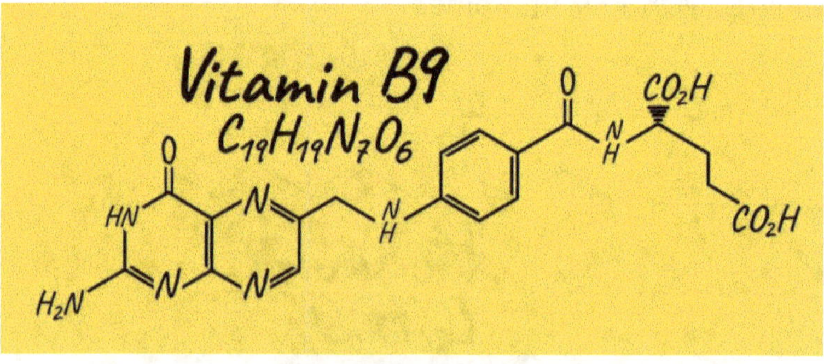

Vitamin B9 Molekül

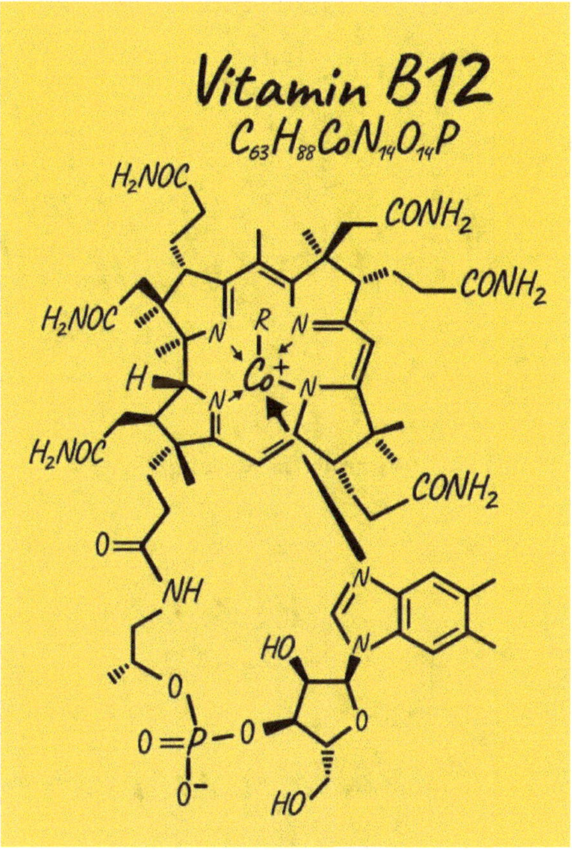

Vitamin B12 Molekül

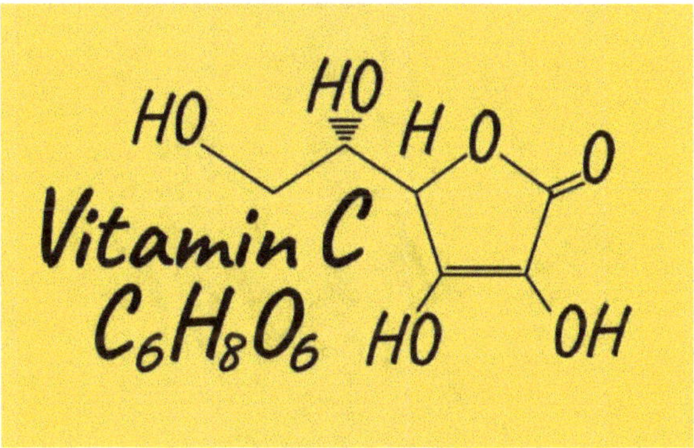

Vitamin C Molekül

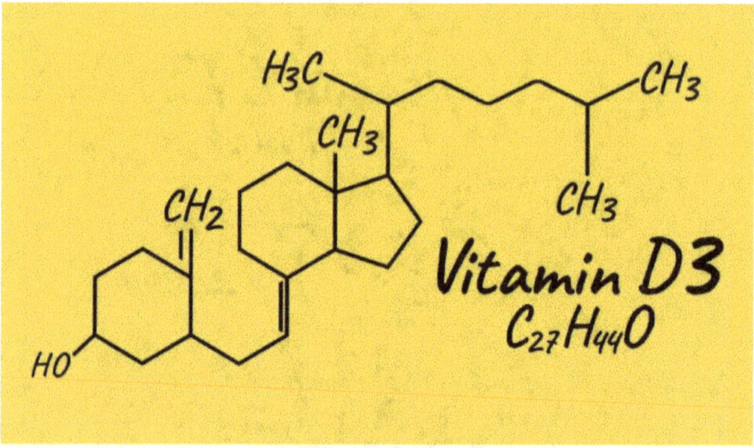

Vitamin D3 Molekül

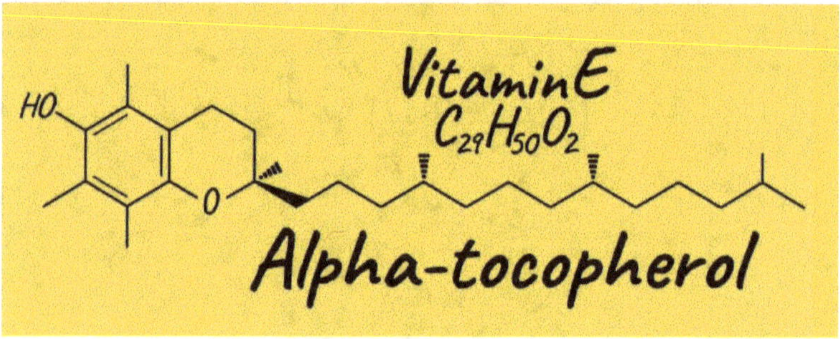

Vitamin E Molekül

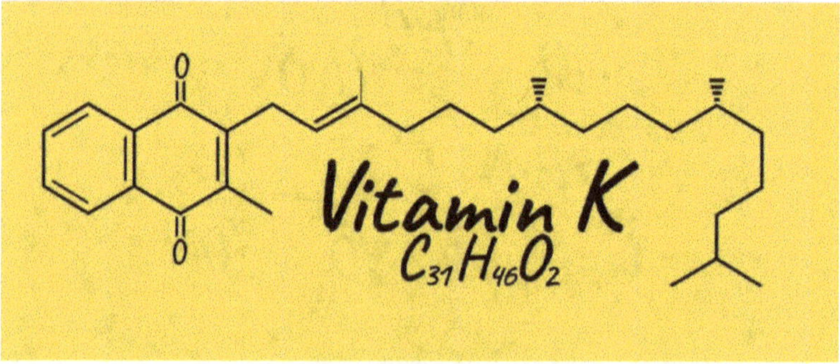

Vitamin K Molekül

2. Täglicher Bedarf an Vitaminen
für verschiedene Personengruppen

Der tägliche Bedarf an verschiedenen Vitaminen variiert je nach Altersgruppe und speziellen Lebensphasen wie Schwangerschaft und Stillzeit. Die folgende Tabelle zeigt den täglichen Bedarf an Vitaminen C, B1, B2, B3, B5, B6, B7, B9, B12, A, D, E und K für Kinder, Männer, Frauen, Schwangere und Stillende. Diese Übersicht hilft Ihnen, die empfohlenen Mengen für die verschiedenen Personengruppen zu verstehen und Ihre Ernährung entsprechend anzupassen.

Vitamin	Kinder	Frauen	Männer	Schwangere	Stillende
Vitamin C (mg)	45	75	90	85	120
Vitamin B1 (mg)	0.5	1.1	1.2	1.4	1.4
Vitamin B2 (mg)	0.5	1.1	1.3	1.4	1.6
Vitamin B3 (mg)	8	14	16	18	17
Vitamin B5 (mg)	2	5	5	6	7
Vitamin B6 (mg)	1.0	1.5	1.7	1.9	2.0
Vitamin B7 (mcg)	25	30	30	30	35
Vitamin B9 (mcg)	150	400	400	600	500
Vitamin B12 (mcg)	1.2	2.4	2.4	2.6	2.8
Vitamin A (µg)	300	700	900	770	1300
Vitamin D (µg)	20	20	20	20	20
Vitamin E (mg)	7	15	15	15	19
Vitamin K (µg)	55	90	120	90	90

3. Wichtigste Nahrungsquellen für Vitamine

Diese Tabelle zeigt die besten Nahrungsquellen für jede Vitaminart und hilft Ihnen, die Ernährung so zu gestalten, dass der tägliche Bedarf an diesen essenziellen Nährstoffen gedeckt wird.

Vitamin	Wichtigste Nahrungen
Vitamin C	Orangen, Erdbeeren, Brokkoli, Paprika, Kiwis
Vitamin B1	Schweinefleisch, Sonnenblumenkerne, Haferflocken, Orangen, Vollkornbrot
Vitamin B2	Rinderleber, Mandeln, Eier, Milch, Spinat
Vitamin B3	Thunfisch, Hühnerbrust, Erdnüsse, Lachs, Vollkornbrot
Vitamin B5	Sonnenblumenkerne, Avocados, Brokkoli, Hühnerleber, Eier
Vitamin B6	Bananen, Hühnerbrust, Kartoffeln, Spinat, Lachs
Vitamin B7	Eier, Mandeln, Spinat, Süßkartoffeln, Blumenkohl
Vitamin B9	Spinat, Brokkoli, Linsen, Kichererbsen, Orangen
Vitamin B12	Rinderleber, Lachs, Eier, Milch, Käse
Vitamin A	Karotten, Süßkartoffeln, Grünkohl, Spinat, Mangos
Vitamin D	Lachs, Eigelb, Pilze, angereicherte Milch, Hering
Vitamin E	Mandeln, Sonnenblumenkerne, Spinat, Brokkoli, Avocados
Vitamin K	Petersilie, Grünkohl, Spinat, Rosenkohl, Brokkoli

4. Vitamine und ihre Funktionen

Diese Tabelle listet die wesentlichen Funktionen der Vitamine auf. Sie hilft dabei, die spezifischen Rollen und Vorteile jedes Vitamins zu verstehen und zu erkennen, wie sie zur allgemeinen Gesundheit und zum Wohlbefinden beitragen. Darüber hinaus bietet sie eine wertvolle Referenz, um die Bedeutung einer ausgewogenen Vitaminzufuhr zu verdeutlichen.

Vitamin	Wichtigste Funktionen
Vitamin C	Immunsystem, Kollagenbildung, Antioxidativ
Vitamin B1	Energiestoffwechsels, Nervensystemfunktion
Vitamin B2	Haut und Augen, Energiestoffwechsel
Vitamin B3	Energieproduktion, Zellreparatur
Vitamin B5	Energiestoffwechsel, Hormonproduktion
Vitamin B6	Proteinstoffwechsel, Produktion von Neurotransmittern
Vitamin B7	Stoffwechsel von Kohlenhydraten, Fetten und Proteinen
Vitamin B9	Bildung roter Blutkörperchen, DNA-Synthese, Nervensystemfunktion
Vitamin B12	Bildung roter Blutkörperchen, DNA-Synthese, Nervensystemfunktion
Vitamin A	Sehvermögen, Immunsystem, Hautgesundheit
Vitamin D	Sehvermögen, Immunsystem, Hautgesundheit
Vitamin E	Zellschutz, Hautgesundheit
Vitamin K	Blutgerinnung, Knochengesundheit

5. Vitamine und ihre Mangelerscheinungen

Die folgende Tabelle zeigt die häufigsten Erkrankungen, die bei einem Mangel an Vitaminen auftreten können. Diese Informationen sind wichtig, um zu verstehen, welche gesundheitlichen Probleme durch unzureichende Vitaminzufuhr entstehen und wie wichtig eine ausgewogene Ernährung ist, um solche Mangelerscheinungen zu vermeiden.

Vitamin	Wichtigste Erkrankungen bei Mangel
Vitamin C	Skorbut, geschwächtes Immunsystem
Vitamin B1	Beriberi, Wernicke-Korsakoff-Syndrom
Vitamin B2	Ariboflavinose, Mundwinkelrhagaden
Vitamin B3	Pellagra, Hautprobleme, Durchfall, Demenz
Vitamin B5	Müdigkeit, Kopfschmerzen, Schlafstörungen
Vitamin B6	Anämie, Hautausschläge, Depressionen
Vitamin B7	Haarausfall, Hautausschläge, neurologische Störungen
Vitamin B9	Megaloblastäre Anämie, Geburtsfehler
Vitamin B12	Perniziöse Anämie, neurologische Störungen
Vitamin A	Nachtblindheit, trockene Haut, geschwächtes Immunsystem
Vitamin D	Rachitis, Osteomalazie, Knochenschwäche
Vitamin E	Neuromuskuläre Probleme, Immunschwäche
Vitamin K	Blutgerinnungsstörungen, Knochenschwäche

6. Krankheiten und Symptome
bei Überdosierung von Vitaminen

Eine Überdosierung von Vitaminen kann ernsthafte gesundheitliche Probleme verursachen. In dieser Tabelle sind die wichtigsten Vitamine aufgeführt, zusammen mit den Krankheiten und Symptomen, die bei einer Überdosierung oder Vergiftung mit dem jeweiligen Vitamin auftreten können. Diese Informationen sind hilfreich, um die Risiken einer übermäßigen Einnahme von Vitaminen zu verstehen und zu vermeiden.

Vitamin	Wichtigste Erkrankungen bei Mangel
Vitamin C	Magenkrämpfe, Durchfall, Nierensteine
Vitamin B1	**Keine bekannten toxischen Effekte**
Vitamin B2	**Keine bekannten toxischen Effekte**
Vitamin B3	Hautrötung, Juckreiz, Leberschäden
Vitamin B5	**Keine bekannten toxischen Effekte**
Vitamin B6	Nervenschäden, Kribbeln in den Extremitäten
Vitamin B7	**Keine bekannten toxischen Effekte**
Vitamin B9	Magen-Darm-Beschwerden, Hautreaktionen
Vitamin B12	**Keine bekannten toxischen Effekte**
Vitamin A	Kopfschmerzen, Schwindel, Übelkeit, Leberschäden
Vitamin D	Hyperkalzämie, Nierensteine, Herzrhythmusstörungen
Vitamin E	Blutungsneigung, Muskelschwäche
Vitamin K	Blutgerinnungsstörungen

7. Vitamin-D-Mangel:
Ein wachsendes Gesundheitsproblem

Vitamin-D-Mangel ist ein weit verbreitetes Gesundheitsproblem, das in vielen Ländern, einschließlich Deutschland, zunehmend Aufmerksamkeit erhält. Trotz der Verfügbarkeit von Sonnenlicht, das die Hauptquelle für die Vitamin-D-Synthese im Körper darstellt, leiden viele Menschen unter einem Mangel an diesem essenziellen Nährstoff. Dies kann auf verschiedene Faktoren zurückzuführen sein, wie unzureichende Sonneneinstrahlung, veränderte Lebensgewohnheiten und unzureichende Ernährung. Vitamin-D-Mangel kann zu einer Vielzahl von körperlichen und psychischen Problemen führen, die die Lebensqualität erheblich beeinträchtigen können.

Auswirkungen des Vitamin-D-Mangels

In Deutschland und anderen nördlichen Ländern wie Norwegen, Schweden und Kanada ist Vitamin-D-Mangel besonders häufig, da die Sonneneinstrahlung in den Wintermonaten nicht ausreicht, um eine ausreichende Vitamin-D-Synthese zu gewährleisten. Menschen, die viel Zeit in Innenräumen verbringen, ältere Menschen und Personen mit dunklerer Hautfarbe sind besonders gefährdet. Vitamin-D-Mangel kann zu einer Vielzahl von gesundheitlichen Komplikationen führen, darunter Knochenschwäche, Muskelschwäche und ein erhöhtes Risiko für Infektionen. Auch psychische Probleme wie Depressionen und Angstzustände werden mit einem Mangel an Vitamin D in Verbindung gebracht.

Neue Forschungsergebnisse haben gezeigt, dass ein Vitamin-D-Mangel auch das Risiko für chronische Krankheiten wie Herz-Kreislauf-Erkrankungen, Diabetes und bestimmte Krebsarten erhöhen kann. Darüber hinaus gibt es Hinweise darauf, dass Vitamin D eine wichtige Rolle bei der Regulation des Immunsystems spielt und somit die Anfälligkeit für Autoimmunerkrankungen beeinflussen kann.

Die Vorbeugung und Behandlung von Vitamin-D-Mangel erfordert eine Kombination aus angemessener Sonnenexposition, Ernährung und gegebenenfalls Nahrungsergänzungsmitteln. Es ist wichtig, den Vitamin-D-Status regelmäßig zu überwachen und bei Bedarf entsprechende Maßnahmen zu ergreifen, um die Gesundheit zu erhalten und das Risiko schwerwiegender Komplikationen zu minimieren. Praktisch jeder, der in Ländern wie Deutschland lebt, wo Vitamin-D-Mangel weit verbreitet ist, sollte mit seinem Hausarzt darüber sprechen und einen Bluttest zur Bestimmung des Vitamin-D-Spiegels durchführen lassen. Dies ermöglicht eine gezielte und effektive Behandlung, um mögliche Mängel frühzeitig zu erkennen und zu beheben, und trägt dazu bei, langfristige gesundheitliche Probleme zu vermeiden. Regelmäßige Kontrollen und individuelle Beratung können helfen, den Vitamin-D-Spiegel optimal zu halten und so die allgemeine Lebensqualität zu verbessern.

Häufigste Komplikationen und Folgen von Vitamin-D-Mangel

Komplikation und Folge	Beschreibung
Knochenschwäche (Osteomalazie)	Weiche und brüchige Knochen, die leicht brechen
Rachitis bei Kindern	Wachstumsstörungen und Knochendeformationen
Muskelschwäche	Verringerte Muskelkraft und erhöhte Sturzgefahr
Erhöhtes Infektionsrisiko	Schwächung des Immunsystems und höhere Anfälligkeit für Infektionen
Depressionen und Angstzustände	Psychische Beeinträchtigungen und Stimmungsschwankungen
Herz-Kreislauf-Erkrankungen	Erhöhtes Risiko für Herzkrankheiten und Bluthochdruck
Diabetes	Potenziell erhöhtes Risiko für Typ-2-Diabetes
Autoimmunerkrankungen	Mögliche Verschlimmerung oder Entstehung von Autoimmunerkrankungen
Erhöhtes Krebsrisiko	Zusammenhang mit bestimmten Krebsarten wie Brust- und Darmkrebs

8. Gehalte an wasserlöslichen Vitaminen in verschiedenen Gemüsesorten (mg/100g)

Hier ist die Tabelle, die den Gehalt an wasserlöslichen Vitaminen in verschiedenen Gemüsesorten zeigt:

Vitamin Gemüse	C mg	B1 mg	B2 mg	B3 mg	B5 mg	B6 mg	B7 µg	B9 µg
Spinat	28	0.1	0.19	0.6	0.1	0.19	0.5	194
Brokkoli	89	0.07	0.11	0.64	0.57	0.17	1.9	63
Rosenkohl	85	0.09	0.12	0.75	0.30	0.22	2.3	61
Grünkohl	120	0.1	0.2	1.5	0.09	0.27	0.4	141
Paprika	80	0.03	0.08	0.48	0.3	0.52	5.3	46
Kohlrabi	64	0.05	0.04	0.36	0.21	0.1	0.2	23
Blumenkohl	48	0.1	0.1	0.5	0.61	0.23	0.9	57
Erbsen	40	0.27	0.13	2.1	0.1	0.17	0.9	65
Mangold	30	0.04	0.1	0.7	0.16	0.22	2.0	14
Süßkartoffeln	2.4	0.11	0.06	0.56	0.8	0.21	0.4	11
Karotten	5.9	0.07	0.06	0.98	0.3	0.14	0.4	19
Tomaten	13.7	0.05	0.05	0.59	0.04	0.08	1.0	15
Spargel	13	0.14	0.14	0.98	0.14	0.09	1.1	149
Zucchini	17	0.05	0.09	0.48	0.20	0.14	0.8	24
Rote Beete	4.9	0.03	0.04	0.33	0.16	0.07	0.2	109

Diese Tabelle zeigt die Gehalte an verschiedenen wasserlöslichen Vitaminen in den häufigsten Gemüsesorten. **Bitte beachten Sie, dass Gemüse grundsätzlich kein Vitamin B12 enthält.**

9. Gehalte an wasserlöslichen Vitaminen in verschiedenen Obstarten (mg/100g)

Hier ist die Tabelle mit den Gehalten an wasserlöslichen Vitaminen in verschiedenen Obstarten:

Obstart	C mg	B1 mg	B2 mg	B3 mg	B5 mg	B6 mg	B7 µg	B9 µg
Acerolakirsche	1600	0.04	0.06	0.2	0.15	0.08	1.5	14
Hagebutte	1250	0.02	0.04	0.4	0.23	0.12	1.0	25
Guave	228	0.03	0.04	0.6	0.22	0.11	0.8	49
Schwarze Johannisbeere	200	0.05	0.05	0.3	0.19	0.1	1.1	39
Kiwi	93	0.02	0.03	0.3	0.15	0.09	0.5	25
Papaya	61	0.04	0.04	0.3	0.22	0.12	1.2	37
Erdbeere	59	0.02	0.05	0.4	0.19	0.1	1.0	30
Orange	53	0.09	0.04	0.3	0.3	0.06	0.7	30
Zitrone	53	0.04	0.02	0.2	0.19	0.08	1.3	11
Grapefruit	31	0.05	0.03	0.2	0.25	0.07	1.4	10
Mango	36	0.03	0.04	0.4	0.19	0.08	0.6	43
Ananas	47.8	0.09	0.03	0.5	0.24	0.09	0.8	18
Himbeere	26.2	0.04	0.04	0.6	0.15	0.06	0.9	21
Brombeere	21	0.03	0.04	0.5	0.19	0.07	1.2	25
Melone	18	0.02	0.02	0.3	0.2	0.09	1.0	19

Diese Tabelle zeigt die Mengen an verschiedenen wasserlöslichen Vitaminen in 15 unterschiedlichen Obstarten. **Bitte beachten Sie, dass Obst grundsätzlich kein Vitamin B12 enthält.**

10. Gehalte an fettlöslichen Vitaminen in verschiedenen Fisch- und Fleischsorten

Hier ist die Tabelle, die den Gehalt an fettlöslichen Vitaminen und Vitamin B12 in verschiedenen Fisch- und Fleischsorten zeigt:

Fisch- und Fleischsorten	A µg/ 100g	D µg/ 100g	E mg/ 100g	K µg/ 100g	B12 µg/ 100g
Lebertran	30000	250	10	0.1	0
Rinderleber	9421	1.1	0.6	3	83.1
Hühnerleber	11000	2.1	0.7	2.2	35
Lachs	40	25	1.1	0.3	4.3
Makrele	80	16.1	1.6	0.5	19
Hering	60	25	2.1	0.6	14
Thunfisch	50	5.7	0.9	0.1	10.9
Aal	150	20	1.3	0.2	18.7
Forelle	60	12	2.0	0.4	4.5
Sardinen	15	4.8	2.8	2.0	8.9
Schweineleber	4290	0.5	0.5	3.8	39
Rindfleisch	27	0.1	0.2	1.0	2.6
Hühnerfleisch	13	0.1	0.2	0.9	0.3
Schweinefleisch	4	0.1	0.1	0.5	0.7
Kalbsleber	8100	0.3	0.3	2.9	60

Diese Tabelle zeigt, welche Fisch- und Fleischsorten besonders reich an fettlöslichen Vitaminen und Vitamin B12 sind, und hilft Ihnen, eine informierte Wahl für eine vitaminreiche Ernährung zu treffen.

11. Vitamingehalte in verschiedenen Nüssen

Hier ist die Tabelle mit den Vitamingehalten in verschiedenen Nüssen:

Haselnuss	A µg	B1 mg	B2 mg	B3 mg	B5 mg	B6 mg	C mg	E mg
Mandeln	0	0.24	1.14	3.6	0.47	0.14	0	25.6
Walnüsse	1	0.34	0.12	1.1	0.57	0.54	1.3	0.7
Cashewnüsse	0	0.42	0.23	1.6	0.86	0.29	0.5	0.9
Pekannüsse	56	0.66	0.13	0.3	0.21	0.21	1.1	1.4
Paranüsse	0	0.62	0.08	0.3	0.30	0.23	0.7	5.7
Haselnüsse	20	0.64	0.11	1.8	0.87	0.29	6.3	15
Macada-mianüsse	0	0.36	0.17	2.5	0.76	0.27	1.2	0.5
Pistazien	8	0.87	0.16	1.0	0.51	0.50	5.6	2.4

Diese Tabelle zeigt die verschiedenen Nüsse und deren Vitamingehalte, um die Unterschiede und die besten Quellen für verschiedene Vitamine zu verdeutlichen.

12. Vitamingehalte in verschiedenen Getreiden

Hier ist die Tabelle mit den Vitamingehalten in verschiedenen Getreiden:

Getreide	A µg	D µg	E mg	K µg	C mg	B1 mg	B2 mg	B3 mg	B5 mg	B6 mg	B7 µg	B9 µg
Reis	0	0	0.1	0.1	0.0	0.07	0.02	1.6	1.0	0.16	12.0	8.0
Weizen	2	0	0.6	1.9	0.0	0.42	0.12	5.5	0.9	0.3	7.0	38.0
Gerste	1	0	0.2	0.3	0.0	0.21	0.13	4.6	0.6	0.3	6.0	23.0
Mais	1	0	0.1	0.4	0.0	0.38	0.2	2.5	0.7	0.4	17.0	25.0
Hafer	0	0	0.1	0.3	0.0	0.6	0.15	1.1	1.1	0.3	20.0	32.0
Roggen	0	0	0.2	0.5	0.0	0.45	0.19	1.6	1.1	0.3	25.0	38.0
Hirse	0	0	0.1	0.2	0.0	0.38	0.19	3.1	1.3	0.3	28.0	85.0
Quinoa	0	0	2.4	0.0	0.0	0.36	0.32	1.5	0.5	0.49	0.0	42.0
Amaranth	0	0	1.2	0.0	4.2	0.1	0.1	0.9	0.2	0.6	0.0	0.0

Diese Tabelle gibt Ihnen eine Übersicht über den Gehalt an fettlöslichen und wasserlöslichen Vitaminen in verschiedenen Getreidesorten und hilft Ihnen dabei, Ihre Ernährung gezielt zu planen.

VITAMINMANGEL
Der zehrende Schwächer!

Schlusswort

Liebe Leserinnen und Leser,

Sie haben es geschafft! Mit der Lektüre dieses Buches haben Sie einen bedeutenden Schritt unternommen, um sich umfassend über Vitaminmangel zu informieren. Unser Ziel war es, Ihnen ein tiefgehendes Verständnis für diese weitverbreitete Herausforderung zu vermitteln und Ihnen die Werkzeuge an die Hand zu geben, um aktiv an der Prävention und Behandlung von Vitaminmangel mitzuwirken. Lassen Sie uns gemeinsam einen Blick zurück auf die Reise werfen, die wir in den Kapiteln dieses Buches unternommen haben.

In den ersten Kapiteln haben wir die Grundlagen der Vitamine besprochen. Wir haben die Bedeutung der verschiedenen Vitamine für unsere Gesundheit und die Rolle, die sie in unserem Körper spielen, erläutert. Das Verständnis dieser Grundlagen ist der Schlüssel, um die Bedeutung einer ausgewogenen Vitaminversorgung zu erkennen und die Notwendigkeit einer regelmäßigen Zufuhr zu begreifen.

Kapitel 2 widmete sich den wasserlöslichen Vitaminen. Sie haben gelernt, welche Vitamine zu dieser Gruppe gehören, welche Funktionen sie erfüllen und welche Lebensmittel diese Vitamine in ausreichender Menge enthalten. Durch das Identifizieren und Einbauen dieser Nahrungsmittel in Ihre Ernährung können Sie proaktiv gegen Vitaminmangel vorgehen.

Im dritten Kapitel haben wir uns intensiv mit den fettlöslichen Vitaminen beschäftigt. Wir haben die Besonderheiten dieser Vitamine und ihre Speicherfähigkeit im Körper erläutert. Dieses Wissen hilft Ihnen, die Balance zwischen ausreichender Zufuhr und Überdosierung zu verstehen und zu kontrollieren.

Kapitel 4 behandelte die Nahrungsquellen der verschiedenen Vitamine. Sowohl die natürlichen Quellen als auch alternative Methoden der Vitaminaufnahme, wie die Synthese durch Sonnenlicht und die Produktion durch die Darmflora, wurden detailliert erläutert. Dieses Wissen soll Sie motivieren, Ihre Ernährung vielseitig zu gestalten und alle notwendigen Vitamine abzudecken.

Im fünften Kapitel haben wir Strategien zur optimalen Vitaminversorgung besprochen. Sie haben erfahren, wie wichtig eine ausgewogene Ernährung, regelmäßige Kontrolle und gegebenenfalls die Nutzung von Nahrungsergänzungsmitteln sind, um Vitaminmangel zu vermeiden. Darüber hinaus haben wir praktische Tipps gegeben, wie Sie diese Strategien in Ihren Alltag integrieren können, um eine nachhaltige und gesunde Lebensweise zu fördern.

Kapitel 6 widmete sich den visuellen Hilfsmitteln. Durch Tabellen und Grafiken haben wir die Informationen aus den vorherigen Kapiteln anschaulich dargestellt, um Ihnen ein besseres Verständnis zu ermöglichen und die Anwendung des Gelernten zu erleichtern.

Die umfassende Aufklärung über Vitaminmangel und seine Behandlungsmöglichkeiten ist von entscheidender Bedeutung. Leider sind die Ärzte im heutigen Gesundheitssystem oft überlastet und haben nicht immer die Zeit, jeden einzelnen Patienten ausführlich aufzuklären. Deshalb habe ich dieses Buch und weitere Bücher dieser Reihe geschrieben. Mein Ziel ist es, Ihnen als Patienten das nötige Wissen zu vermitteln, um selbstbewusst und informiert mit Ihrer Situation umzugehen und gleichzeitig den Ärzten eine Unterstützung bei der Patientenaufklärung zu bieten.

In den kommenden Büchern dieser Reihe werde ich mich weiteren häufigen Erkrankungen widmen und Ihnen weiterhin fundierte, verständliche Informationen zur Verfügung stellen. Gemeinsam können wir dazu beitragen, die Lücke zwischen ärztlicher Betreuung und

Patientenwissen zu schließen und die Gesundheitskompetenz zu erhöhen.

Vielen Dank, dass Sie dieses Buch gelesen haben. Ich
hoffe, es hat Ihnen geholfen, und ich wünsche Ihnen
alles Gute auf Ihrem Weg zu einem gesünderen Leben.

Herzlichst,
Doctor Ali Reza Samary
Düsseldorf, 11.07.2024

Literaturverzeichnis und weiterführende Ressourcen

1 - Referenzbücher

1.1. Allgemeine Innere Medizin

- **"Harrison's Principles of Internal Medicine"** - J. Larry Jameson, Anthony S. Fauci, et al.
- **"Klinikleitfaden Innere Medizin"** - Harald Schuppan, Axel Muntefering
- **"Davidson's Principles and Practice of Medicine"** - Brian R. Walker, Nicki R. Colledge
- **"Innere Medizin"** - Herold, Gerd
- **"Oxford Handbook of Clinical Medicine"** - Ian B. Wilkinson, Tim Raine
- **"Farreras-Rozman Medicina Interna"** - Ciril Rozman
- **"Principles and Practice of Hospital Medicine"** - Sylvia C. McKean, John J. Ross
- **"Internistische Therapie"** - Thomas Lüscher, Philipp E. Sarasin

- **Kumar and Clark's Clinical Medicine** - von Parveen Kumar und Michael Clark
- **The Washington Manual of Medical Therapeutics** - von Hemant Godara
- **Ferri's Clinical Advisor** - von Fred F. Ferri
- **Goldman-Cecil Medicine** - von Lee Goldman und Andrew I. Schafer
- **CURRENT Medical Diagnosis and Treatment** - von Maxine A. Papadakis, Stephen J. McPhee, Michael W. Rabow
- **Netter's Internal Medicine** - von Marschall S. Runge, M.D., Ph.D. und M. Andrew Greganti, M.D.
- **Textbook of Medicine** - von John R. H. Studd

1.2. *Spezifisch über Bluthochdruck*

- **Modern Nutrition in Health and Disease**" von A. Catherine Ross, Benjamin Caballero, Robert J. Cousins, Katherine L. Tucker, Thomas R. Ziegler
- **"The Vitamins: Fundamental Aspects in Nutrition and Health**" von Gerald F. Combs Jr.
- **"Vitamin D: Physiology, Molecular Biology, and Clinical Applications**" von Michael F. Holick
- **"Handbook of Vitamins"** von Janos Zempleni, John W. Suttie, Jesse F. Gregory, Patrick J. Stover
- **"Clinical Guide to Nutrition and Dietary Supplements in Disease Management**" von Jennifer R. Jamison
- **"Vitamin B12: Advances and Insights"** von Rima Obeid
- **"Nutritional Biochemistry"** von Tom Brody
- **"The Vitamin D Solution"** von Michael F. Holick

- **"The Encyclopedia of Vitamin E"** von Victor R. Preedy
- **"Vitamins and Minerals Demystified"** von Steve Blake
- **"Nutrition and Physical Degeneration"** von Weston A. Price
- **"The Real Vitamin and Mineral Book"** von Shari Lieberman und Nancy Bruning
- **"Vitamin C: The Real Story"** von Steve Hickey und Andrew W. Saul
- **"Vitamin K2 and the Calcium Paradox"** von Kate Rheaume-Bleue
- **"Advanced Nutrition and Human Metabolism"** von Sareen S. Gropper, Jack L. Smith, Timothy P. Carr

2 - Internetressourcen

2.1. Allgemeine Innere Medizin und Gesundheit

- **Mayo Clinic** - www.mayoclinic.org
- **National Institutes of Health (NIH)** - www.nih.gov
- **MedlinePlus** - medlineplus.gov
- **WebMD** - www.webmd.com
- **Cleveland Clinic** - my.clevelandclinic.org
- **Deutsche Gesellschaft für Innere Medizin (DGIM)** - www.dgim.de
- **American College of Physicians (ACP)** - www.acponline.org

- **National Health Service (NHS)** - www.nhs.uk
- **European Society of Cardiology (ESC)** - www.escardio.org
- **Deutsches Ärzteblatt** - www.aerzteblatt.de
- **Centers for Disease Control and Prevention (CDC)** - www.cdc.gov
- **UpToDate** - www.uptodate.com
- **Johns Hopkins Medicine** - www.hopkinsmedicine.org
- **PubMed** - pubmed.ncbi.nlm.nih.gov
- **Medscape** - www.medscape.com
- **Healthline** - www.healthline.com

2.2. Ernährung und Allgemeinmedizin

- **NutritionFacts.org** - nutritionfacts.org
- **Harvard T.H. Chan School of Public Health - Nutrition Source** - www.hsph.harvard.edu/nutritionsource
- **EatRight.org** - www.eatright.org
- **Deutsche Gesellschaft für Ernährung (DGE)** - www.dge.de
- **Centers for Disease Control and Prevention (CDC)** - www.cdc.gov
- **Gesundheitsinformation.de** - www.gesundheitsinformation.de
- **Academy of Nutrition and Dietetics** - www.eatright.org
- **Robert Koch-Institut (RKI)** - www.rki.de
- **MedScape** - www.medscape.com
- **Deutsche Gesellschaft für Allgemeinmedizin und Familienmedizin (DEGAM)** - www.degam.de

2.3. Speziell über Adipositas

National Institutes of Health (NIH) - Office of Dietary Supplements https://ods.od.nih.gov

World Health Organization (WHO) – Micronutrients
https://www.who.int/nutrition/topics/micronutrients/en

Mayo Clinic - Vitamins and Supplements
https://www.mayoclinic.org/healthy-lifestyle/nutrition-and-healthy-eating/in-depth/vitamins-and-supplements/art-20044894

Harvard T.H. Chan School of Public Health - The Nutrition Source: Vitamins
https://www.hsph.harvard.edu/nutritionsource/what-should-you-eat/vitamins

MedlinePlus – Vitamins
https://medlineplus.gov/vitamins.html

Healthline - Vitamins and Supplements
https://www.healthline.com/nutrition/vitamins-and-supplements

WebMD – Vitamins
https://www.webmd.com/diet/guide/vitamins-and-minerals-good-food-sources

Linus Pauling Institute - Micronutrient Information Center https://lpi.oregonstate.edu/mic

National Health Service (NHS) - Vitamins and minerals
https://www.nhs.uk/conditions/vitamins-and-minerals

Centers for Disease Control and Prevention (CDC) - Micronutrient Facts
https://www.cdc.gov/nutrition/micronutrient-malnutrition/micronutrients/index.html

Verywell Health – Vitamins
https://www.verywellhealth.com/vitamins-4014735

Better Health Channel - Vitamins and Minerals
https://www.betterhealth.vic.gov.au/health/healthyliving/vitamins-and-minerals

Cleveland Clinic – Vitamins
https://my.clevelandclinic.org/health/articles/15641-vitamins

University of Maryland Medical Center – Vitamins
https://www.umms.org/health-services/nutrition/vitamins

Dietitians of Canada - Vitamins and Minerals
https://www.dietitians.ca/Your-Health/Nutrition-A-Z/Vitamins

3 - Deutschsprachige Foren und Chatrooms

Hier finden Sie eine Liste empfohlener Foren und Chatrooms, die umfassende Diskussionen zur allgemeinen Inneren Medizin, Gesundheit, Ernährung, Allgemeinmedizin und speziell zu Vitamine und Vitaminmangel bzw. -Überdosierung bieten. Diese Ressourcen sind wertvolle Plattformen für den

Austausch von Erfahrungen und Informationen im deutschsprachigen Raum.

3.1. Allgemeine Innere Medizin und Gesundheit

- **Onmeda Forum** - forum.onmeda.de
- **Med1** - www.med1.de
- **NetDoktor Forum** - board.netdoktor.de
- **Lifeline Forum** - www.lifeline.de/community/forum
- **Gesundheitsfrage.net** - www.gesundheitsfrage.net
- **Medizinforum.de** - www.medizinforum.de
- **Medizin-Netz** - www.medizin-netz.de
- **Forum Gesundheit** - www.forum-gesundheit.de
- **Symptome.ch** - www.symptome.ch
- **Hilferuf.de** - www.hilferuf.de
- **Rund ums Baby und Kind - Eltern.de Forum**
  eltern.de/foren/
- **Apotheken Umschau Forum**
  apotheken-umschau.de/forum
- **Forum der Deutschen Herzstiftung**
  herzstiftung.de/forum

3.2. Ernährung und Allgemeinmedizin

- **Ernährungsberatung Forum** -
  www.ernaehrungsberatung.de/forum
- **Forum Ernährung** - www.forum-ernaehrung.at
- **Diät Forum** - www.diaet-forum.de
- **Gesundheitsforum** - www.gesundheitsforum.de

- **Forum Ernährung und Diätetik** - www.forum-ernaehrung.net
- **Wellness Forum** - www.wellness-forum.de
- **Forum Hausarztmedizin** - www.forum-hausarztmedizin.de
- **Kochrezepte Forum** - www.kochrezepte.de/forum
- **Gesundheit.de Forum** - www.gesundheit.de/forum
- **Forum Bluthochdruck** - www.forum-bluthochdruck.de

3.3. Speziell über Vitemine

med1.de - Forum für Gesundheitsthemen, inklusive Vitaminmangel und -überdosierung

medizinfuchs.de - Gesundheitsforum mit speziellen Bereichen zu Vitaminen.

vitamine-ratgeber.com - Diskussionsplattform über Vitamine und ihre Wirkung.

gutefrage.net - Community mit zahlreichen Beiträgen und Diskussionen zu Vitaminen.

med-com.de - Forum für medizinische Fragen, einschließlich Vitaminmangel.

lifeline.de - Gesundheitsforum mit Kategorien zu Vitaminen und Ernährung.

gesundheitsforum.de - Plattform für Gesundheitsdiskussionen, inkl. Vitaminmangel.

erfahrungenscout.de - Forum für Erfahrungsberichte zu Nahrungsergänzungsmitteln und Vitaminen.

hilfreich.de - Community für Gesundheitstipps und Fragen, inkl. Vitaminen. hilfreich.de

medizinerforum.de - Diskussionsplattform für medizinische Themen, einschließlich Vitaminmangel.

board.netdoktor.de - Forum für medizinische Fragen, Vitaminmangel und -überdosierung.

onmeda.de - Gesundheitsforum mit speziellen Bereichen zu Vitaminen und Nährstoffen.

medizin-forum.de - Plattform für Diskussionen rund um Gesundheitsthemen, inkl. Vitaminen.

krankheiten.de - Forum über Krankheiten, deren Ursachen und Behandlung, inkl. Vitaminmangel.

medizinberichte.de - Erfahrungsberichte und Diskussionen zu Vitaminen und Gesundheit.

4 – Bilderquellen:

- **www.Shutterstock.com**
- **www.Freepik.com**
- **www.Stocknation.club**
- **www.Flaticon.com**

VITAMINMANGEL
Der zehrende Schwächer!

Über den Autor

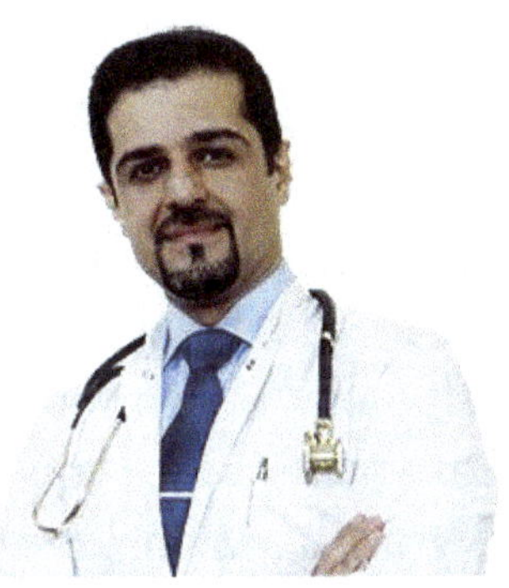

Ich bin Doctor **Ali Reza Samary**, geboren am 15. August 1971 in Teheran, Iran. Schon früh war mir klar, dass Bildung der Schlüssel zu einem erfüllten Leben ist. 1989 schloss ich mein Abitur mit den besten Noten ab. Im selben Jahr nahm ich an der landesweiten Universitäts-Eintrittsprüfung teil, bei der jedes Jahr etwa 1 bis 1,5 Millionen Schülerinnen und Schüler antreten. Mit großem Stolz erreichte ich den herausragenden Rang 26 von über einer Million Teilnehmern. Diese Leistung ermöglichte es mir, an einer der besten medizinischen Universitäten in Teheran zu studieren und meinem Traum, Arzt zu werden, näher zu kommen.

Ich erinnere mich noch gut daran, dass ich zu Beginn meines Studiums, im Alter von 18 Jahren, lange darüber nachgedacht habe, ob ich wirklich Arzt werden möchte. Meine Angehörigen und Bekannten hatten mir oft von den Schwierigkeiten und Herausforderungen des

Medizinerberufs erzählt. Mir war klar, dass ich als Arzt Jahrzehnte lang Menschen in ihren schwierigsten Momenten sehen würde, wenn sie krank und verzweifelt sind, und dass ich ihre glücklichen und fröhlichen Zeiten kaum miterleben würde. Diese Vorstellung einer dauerhaften psychischen Belastung machte mir zunächst Angst. Es ist kein Geheimnis, dass die Lebenserwartung von Ärzten weltweit oft einige Jahre unter dem Durchschnitt der Bevölkerung liegt.

Trotz dieser Bedenken entschied ich mich, den Weg der Medizin einzuschlagen. Nach langem Überlegen kam ich zu dem Schluss, dass ich diese enorme psychische Belastung nur überwinden und trotzdem ein erfülltes Leben führen könnte, wenn ich meine Patienten wie meine eigenen Familienmitglieder betrachte. Wenn unsere Liebsten krank sind, tun wir alles, was in unserer Macht steht, um ihnen zu helfen, und es erfüllt uns mit großer Freude, wenn sie sich erholen und wir einen aktiven Beitrag zu ihrer Genesung leisten können.

Heute, 35 Jahre später, bin ich sehr stolz auf den Entschluss, den ich damals als 18-jähriger Junge gefasst habe. Meine Entscheidung, alle meine Patienten wie Familienmitglieder zu betrachten und mein Bestes zu tun, um ihnen zu helfen, hat mir nicht nur geholfen, die psychischen Belastungen dieses Berufes besser zu bewältigen, sondern auch immense Freude und Erfüllung durch die Heilung meiner Patienten gebracht.

Mein Medizinstudium dauerte siebeneinhalb Jahre, und 1996 schloss ich es erfolgreich ab. Meine Doktorarbeit wurde mit der höchsten Note bewertet und akzeptiert, was mich sehr stolz machte. Während meines Studiums und auch danach schrieb ich über 20 Lehr- und Hilfsbücher für Schülerinnen und Schüler, die sich auf die anspruchsvolle Universitäts-Eintrittsprüfung vorbereiten wollten. Viele dieser Bücher wurden Bestseller und halfen zahlreichen jungen Menschen, ihre Ziele zu erreichen.

Schon während meiner Schulzeit habe ich in den Pausen und bei jeder Gelegenheit immer die Fragen meiner Klassenkameraden sowie der Schülerinnen und Schüler aus der Nachbarschaft und Verwandtschaft zu schulischen Aufgaben und Themen beantwortet. Dabei hatte ich stets großen Spaß daran, mein Wissen weiterzugeben. Ich war in der gesamten Schul- und Studienzeit bekannt als jemand, der selbst komplizierte und schwierige Themen so einfach und verständlich erklären konnte, dass "sogar die Wände es verstehen können!".

Diese Fähigkeit, komplizierte Sachverhalte klar und einfach darzustellen, hat mir nicht nur geholfen, selbst ein tieferes Verständnis der Themen zu entwickeln, sondern auch in späteren Lebensabschnitten enorm genutzt. So wurden beispielsweise die Bücher, die ich geschrieben habe, sehr erfolgreich.

Auch während meiner Tätigkeit als Arzt war ich bekannt als jemand, der nicht nur die Patienten behandelt, sondern auch in einfacher und verständlicher Sprache ausführlich mit ihnen spricht. Ich erklärte meinen Patienten stets die Gründe ihrer Krankheit, die diagnostischen Methoden, die Therapie- und Behandlungsmöglichkeiten, die möglichen Nebenwirkungen und die eventuellen Gefahren der Medikamente und Behandlungen sowie die Folgen der Krankheiten.

Diese Fähigkeit habe ich auch in den Büchern der **"EASY MED"**-Serie bestens genutzt, um Ihnen komplexe und schwierige medizinische Themen so verständlich wie möglich zu machen. Jetzt können Sie diese Fähigkeit, die ich seit meiner Kindheit besitze, selbst sehen und beurteilen.

Im Dezember 2001, nach einer Reihe politischer Konflikte mit der islamischen Regierung im Iran, musste ich mein Land und alles, was ich geschaffen hatte, hinter mir lassen. Zusammen mit meiner Ehefrau und unseren zwei kleinen Kindern, damals vier und zwei Jahre alt, wanderte ich nach Deutschland aus. Trotz der Herausforderungen, die mit einem solchen Neuanfang verbunden sind, ließ ich mich nicht entmutigen.

In Deutschland erwarb ich die Berufserlaubnis und begann als Assistenzarzt in der Inneren Medizin und Kardiologie zu arbeiten. Im Februar 2009 bestand ich erfolgreich meine Facharztprüfung an der Uni-Klinik

Düsseldorf und erhielt die Zusatzbezeichnung Facharzt für Innere Medizin. Während meiner Weiterbildung absolvierte ich auch die Ausbildung zum Notarzt und erwarb den entsprechenden Titel. Bis Ende 2020 arbeitete ich als Facharzt in Deutschland und half unzähligen Patienten.

Heute arbeite ich nicht mehr als praktizierender Arzt, sondern bin Geschäftsführer mehrerer Gesellschaften, darunter die "Royal Content Center GmbH". Diese Gesellschaft veröffentlicht die **"EASY MED"-Serie**, eine Sammlung von Büchern und digitalen Inhalten, die bald viele weitere Werke umfassen wird.

Ich hoffe, dass ich durch diese Arbeit meinen Beitrag als Facharzt zur Verbesserung des Gesundheitszustandes und zur Optimierung der Lebensqualität meiner Mitmenschen leisten kann. Es erfüllt mich mit Freude und Stolz, mein Wissen und meine Erfahrungen mit anderen zu teilen, um ihnen zu einem besseren, gesünderen und glücklicheren Leben zu verhelfen.

Herzlichst,

Doctor Ali Reza Samary,
Düsseldorf, Juni 2024

VITAMINMANGEL
Der zehrende Schwächer!

VITAMINMANGEL
Der zehrende Schwächer!

Feedback und Kontakt

Liebe Leserinnen und Leser,

Ihre Meinung liegt mir am Herzen! Ich möchte sicherstellen, dass Sie mit meinen Büchern zufrieden sind und alle Ihre Fragen beantwortet werden. Daher freue ich mich über Ihr Feedback, Ihre Anregungen und Ihre Kommentare. Egal, ob Sie Lob, Kritik oder Fragen haben, ich bin hier, um Ihnen zu helfen.

Als Autor, Doctor Ali Reza Samary, bin ich bestrebt, Ihnen die bestmöglichen Informationen und Ratschläge zu bieten, um Ihre Gesundheit zu verbessern und ein glücklicheres Leben zu führen. Als Verlag, Royal Content Center GmbH, stehe ich hinter jedem Buch und bin darauf bedacht, Ihnen hochwertige Inhalte zu liefern, die Sie inspirieren und informieren.

Sie können mich jederzeit über unsere Website kontaktieren, um Ihre Gedanken mitzuteilen oder um weitere Informationen zu erhalten. Besuchen Sie www.Royal-content-center.com, um mehr über meine Bücher zu erfahren und sich mit anderen Lesern auszutauschen. Darüber hinaus bin ich auch auf Social Media aktiv. Folgen Sie mir unter **@royal-content-center**, um stets auf dem Laufenden zu bleiben und von exklusiven Angeboten zu profitieren.

Ihr Feedback ist ein wertvoller Beitrag zur Weiterentwicklung meiner Bücher und hilft mir, Ihre Bedürfnisse besser zu verstehen. Ich danke Ihnen herzlich für Ihre Unterstützung und freue mich darauf, von Ihnen zu hören!

Mit besten Grüßen,

Doctor Ali Reza Samary
Autor

Autor:	**Doctor Ali Reza Samary**
Verlag:	**Royal Content Center GmbH**
Website:	**www.Royal-content-center.com**
Social-Media:	**@royal-content-center**

Glossar

Hier finden Sie eine alphabetisch geordnete Liste der wichtigsten Begriffe im Zusammenhang mit Vitaminen, Vitaminmangel- und -Überdosierung, Krankheiten, Medikamenten, Diagnoseverfahren, Therapiemethoden, Diagnoseverfahren, Diäten und Risikofaktoren. Jeder Begriff wird in ein bis zwei Sätzen erklärt, um Ihnen ein besseres Verständnis zu ermöglichen.

- **Adipositas**: Ein medizinischer Zustand, der durch übermäßiges Körperfett gekennzeichnet ist und das Risiko für Bluthochdruck und andere Krankheiten erhöht.
- **Antioxidantien:** Substanzen, die die Oxidation verhindern oder verlangsamen und Zellen vor schädlichen freien Radikalen schützen.
- **Arteriosklerose:** Verhärtung und Verengung der Arterien durch Plaqueablagerungen, die das Risiko für Herz-Kreislauf-Erkrankungen erhöhen.
- **Ascorbinsäure:** Ein wasserlösliches Vitamin, auch bekannt als Vitamin C, das für das Immunsystem und die Kollagenbildung wichtig ist.

- **Autoimmunerkrankungen:** Krankheiten, bei denen das Immunsystem körpereigene Zellen und Gewebe angreift, z. B. rheumatoide Arthritis.
- **Avitaminose:** Ein Mangel an einem oder mehreren Vitaminen, der zu verschiedenen gesundheitlichen Problemen führen kann.
- **Bariatrische Chirurgie:** Chirurgische Eingriffe zur Behandlung von Adipositas, einschließlich Magenbypass und Schlauchmagenoperation.
- **Befunde:** Ergebnisse von medizinischen Untersuchungen und Tests, die zur Diagnose und Behandlung von Krankheiten verwendet werden.
- **Beriberi:** Eine Krankheit, die durch einen Mangel an Vitamin B1 (Thiamin) verursacht wird und das Nervensystem und das Herz betrifft.
- **Beta-Carotin:** Ein Provitamin, das im Körper in Vitamin A umgewandelt wird und eine wichtige Rolle für die Sehkraft spielt.
- **Biotin:** Ein wasserlösliches Vitamin, auch bekannt als Vitamin B7, das für den Stoffwechsel von Fetten, Proteinen und Kohlenhydraten wichtig ist.
- **Blutgerinnung:** Der Prozess, bei dem Blut verklumpt, um Blutungen zu stoppen und Wunden zu heilen, unterstützt durch Vitamin K.
- **Bluttest:** Eine medizinische Untersuchung, bei der eine Blutprobe analysiert wird, um verschiedene Gesundheitsparameter zu messen.
- **BMI (Body Mass Index)**: Ein Maß zur Beurteilung des Körpergewichts im Verhältnis zur Körpergröße, das zur Bewertung von Übergewicht und Adipositas verwendet wird.
- **Bluthochdruck (Hypertonie)**: Ein Zustand, bei dem der Blutdruck in den Arterien chronisch erhöht ist, oft in Zusammenhang mit Übergewicht.

- **Calcium:** Ein Mineral, das für die Knochengesundheit, die Muskelkontraktion und die Signalübertragung in den Nerven notwendig ist.
- **Calciferol:** Eine Form von Vitamin D, die durch Sonnenlicht in der Haut produziert wird und den Kalziumstoffwechsel reguliert.
- **Cholesterin**: Eine fettartige Substanz, die im Blut zirkuliert und in hohen Mengen das Risiko für Herzerkrankungen erhöhen kann.
- **Cobalamin:** Auch bekannt als Vitamin B12, ein wasserlösliches Vitamin, das für die DNA-Synthese und die Bildung roter Blutkörperchen erforderlich ist.
- **Cofaktoren:** Nicht-proteinartige Moleküle, die Enzyme benötigen, um ihre biochemischen Reaktionen zu katalysieren.
- **Cholesterin:** Ein Lipid, das in Zellmembranen vorkommt und für die Produktion von Hormonen und Vitamin D wichtig ist.
- **Cholecalciferol:** Eine Form von Vitamin D3, die in der Haut durch Sonneneinstrahlung gebildet und für die Kalziumaufnahme benötigt wird.
- **Darmflora:** Die Gemeinschaft von Mikroorganismen im Verdauungstrakt, die bei der Verdauung helfen und zur Immunfunktion beitragen.
- **Dermatitis**: Eine entzündliche Hauterkrankung, die Rötungen, Schwellungen und Juckreiz verursacht und durch Allergien oder Hautreizungen ausgelöst werden kann.
- **Diabetes**: Eine chronische Erkrankung, bei der der Körper Insulin nicht richtig produziert oder verwendet, was zu hohen Blutzuckerwerten führt.
- **Diabetes mellitus Typ 2**: Eine chronische Erkrankung, die durch Insulinresistenz und hohen Blutzuckerspiegel gekennzeichnet ist, häufig verbunden mit Übergewicht.

- **Diagnose**: Der Prozess der Identifizierung einer Krankheit oder eines Gesundheitszustands anhand von Symptomen und diagnostischen Tests.
- **Diät**: Ein spezifizierter Ernährungsplan, der darauf abzielt, Gewicht zu verlieren oder einen bestimmten gesundheitlichen Zustand zu verbessern.
- **Elektrolyte**: Mineralien im Blut und anderen Körperflüssigkeiten, die elektrische Ladungen tragen und für viele Körperfunktionen notwendig sind.
- **Energiehaushalt**: Das Gleichgewicht zwischen der Energieaufnahme durch Nahrung und dem Energieverbrauch durch körperliche Aktivität.
- **Enzyme**: Proteine, die als Katalysatoren für biochemische Reaktionen im Körper dienen, einschließlich Verdauung und Stoffwechsel.
- **Ernährungsberatung**: Professionelle Anleitung und Unterstützung bei der Auswahl und Zubereitung von Lebensmitteln zur Verbesserung der Gesundheit.
- **Ernährungsplan**: Ein detailliertes Programm, das vorschreibt, welche Lebensmittel und Getränke in welcher Menge konsumiert werden sollen, um gesundheitliche Ziele zu erreichen.
- **Ernährungsumstellung**: Veränderung der Ernährungsgewohnheiten, um eine gesündere Lebensweise zu fördern.
- **Essentielle Nährstoffe**: Nährstoffe, die der Körper nicht selbst herstellen kann und die daher aus der Nahrung bezogen werden müssen, wie Vitamine und Mineralstoffe.
- **Essstörung**: Psychische Erkrankung, die zu ungesunden Essgewohnheiten führt, wie Anorexie, Bulimie und Binge-Eating.

- **Essverhalten**: Die Art und Weise, wie eine Person isst, einschließlich Essenszeiten, Portionsgrößen und Auswahl der Lebensmittel.
- **Fettlösliche Vitamine**: Vitamine, die in Fett gespeichert werden und im Körper gelagert werden können, einschließlich der Vitamine A, D, E und K.
- **Fitness**: Allgemeiner Gesundheitszustand und körperliche Leistungsfähigkeit.
- **Folsäure**: Ein B-Vitamin, das für die DNA-Synthese und Zellteilung essentiell ist und besonders wichtig während der Schwangerschaft ist.
- **Fototherapie**: Eine Behandlungsmethode, bei der Licht verwendet wird, um Hautkrankheiten und andere medizinische Zustände zu behandeln.
- **Gefäßkrankheiten**: Erkrankungen, die die Blutgefäße betreffen, einschließlich Arteriosklerose, Thrombose und Krampfadern.
- **Genetische Prädisposition**: Die erbliche Veranlagung für bestimmte Krankheiten oder Gesundheitszustände.
- **Gesundheitscheck**: Eine umfassende medizinische Untersuchung zur Bewertung des allgemeinen Gesundheitszustands und zur Früherkennung von Krankheiten.
- **Gicht**: Eine Form der Arthritis, die durch die Ansammlung von Harnsäurekristallen in den Gelenken verursacht wird und zu schmerzhaften Entzündungen führt.
- **Glossitis**: Eine Entzündung der Zunge, die Schwellungen, Verfärbungen und Schmerzen verursacht und durch Infektionen oder Nährstoffmangel entstehen kann.
- **Hämoglobin**: Ein Protein in den roten Blutkörperchen, das für den Transport von Sauerstoff von der Lunge zu den Geweben und von Kohlendioxid zurück zur Lunge verantwortlich ist.

- **Hautreaktionen**: Veränderungen der Haut wie Rötungen, Juckreiz oder Ausschläge, die als Reaktion auf Allergene, Infektionen oder Irritationen auftreten.
- **Herz-Kreislauf-Erkrankungen**: Krankheiten, die das Herz und die Blutgefäße betreffen, einschließlich Herzinfarkt, Schlaganfall und Bluthochdruck.
- **Hormonelle Störungen**: Veränderungen im Hormonhaushalt des Körpers, die zu Übergewicht beitragen können, wie z.B. Schilddrüsenunterfunktion.
- **Hyperkalzämie**: Ein Zustand, bei dem der Kalziumspiegel im Blut ungewöhnlich hoch ist, was zu Symptomen wie Übelkeit, Erbrechen und Schwäche führen kann.
- **Hyperlipidämie**: Erhöhte Konzentration von Fetten (Lipiden) im Blut.
- **Hypervitaminose**: Eine Erkrankung, die durch übermäßige Aufnahme von Vitaminen, insbesondere fettlöslicher Vitamine, verursacht wird und toxische Effekte haben kann.
- **Hypokalzämie**: Ein Zustand, bei dem der Kalziumspiegel im Blut ungewöhnlich niedrig ist, was Muskelkrämpfe und neurologische Störungen verursachen kann.
- **Hypothyreose**: Unterfunktion der Schilddrüse, die zu einem verlangsamten Stoffwechsel und Gewichtszunahme führen kann.
- **Hypovitaminose**: Ein Mangel an einem oder mehreren Vitaminen, der zu gesundheitlichen Problemen und Mangelerscheinungen führt.
- **Immunsystem**: Das komplexe Netzwerk von Zellen, Geweben und Organen, das den Körper vor Infektionen und Krankheiten schützt.
- **Infusionstherapie**: Die Verabreichung von Flüssigkeiten, Medikamenten oder Nährstoffen direkt in eine Vene zur Behandlung verschiedener medizinischer Zustände.

- **Insulinresistenz**: Zustand, bei dem die Zellen des Körpers weniger auf Insulin ansprechen, was zu erhöhtem Blutzucker führt.
- **Intravenöse Gabe:** Die Verabreichung von Medikamenten oder Nährstoffen direkt in eine Vene, um eine schnelle und effiziente Aufnahme in den Blutkreislauf zu gewährleisten.
- **Jod:** Ein essentielles Spurenelement, das für die Produktion von Schilddrüsenhormonen notwendig ist, welche den Stoffwechsel und andere wichtige Körperfunktionen regulieren.
- **Kalium:** Ein wichtiger Mineralstoff, der für die Aufrechterhaltung des Flüssigkeitshaushalts, die Nervenfunktion und die Muskelkontraktion im Körper erforderlich ist.
- **Kalorien**: Maßeinheit für den Energiegehalt von Lebensmitteln.
- **Kalorienbilanz**: Das Verhältnis zwischen Kalorienaufnahme und Kalorienverbrauch.
- **Kalorienverbrauch**: Die Menge an Energie, die der Körper durch tägliche Aktivitäten und Grundfunktionen verbraucht.
- **Kalzium:** Ein essentielles Mineral, das für die Knochengesundheit, die Blutgerinnung und die Funktion von Nerven und Muskeln unerlässlich ist.
- **Knochenbrüche:** Verletzungen, bei denen ein Knochen teilweise oder vollständig durchtrennt ist, oft durch Trauma oder aufgrund von Knochenschwäche.
- **Knochendichte:** Ein Maß für die Menge an Mineralien im Knochen, das zur Bestimmung der Knochengesundheit und des Risikos für Osteoporose verwendet wird.
- **Knochengesundheit:** Der Zustand und die Stärke der Knochen, beeinflusst durch Ernährung, Bewegung und

genetische Faktoren, die Bruchrisiko und Krankheiten wie Osteoporose bestimmen.

- **Kortikosteroide:** Entzündungshemmende Medikamente, die zur Behandlung von chronischen Krankheiten wie Asthma und Arthritis verwendet werden, aber bei Langzeitanwendung Nebenwirkungen haben können.
- **Lebensmittelergänzung:** Produkte wie Vitamine, Mineralien oder Kräuter, die zusätzlich zur normalen Ernährung eingenommen werden, um den Nährstoffbedarf zu decken.
- **Lebensstiländerungen**: Anpassungen der täglichen Gewohnheiten, um die Gesundheit zu verbessern, wie Ernährung und Bewegung.
- **Leberschäden:** Verletzungen oder Krankheiten, die die Funktion der Leber beeinträchtigen, oft verursacht durch Alkohol, Viren oder toxische Substanzen.
- **Lichttherapie:** Eine Behandlungsmethode, bei der Licht zur Linderung von Krankheiten wie saisonaler Depression und zur Förderung der Vitamin-D-Produktion verwendet wird.
- **Magnetresonanztomographie (MRT)**: Ein bildgebendes Verfahren, das starke Magnetfelder und Radiowellen nutzt, um detaillierte Bilder der inneren Strukturen des Körpers zu erstellen.
- **Makrozytäre Anämie:** Eine Form der Anämie, die durch vergrößerte rote Blutkörperchen und oft durch Vitamin-B12- oder Folsäuremangel verursacht wird.
- **Mangelernährung:** Ein Zustand, bei dem der Körper nicht genügend Nährstoffe erhält, was zu gesundheitlichen Problemen und einer beeinträchtigten Körperfunktion führt.
- **Magnesium:** Ein essentielles Mineral, das für viele biochemische Reaktionen im Körper, einschließlich der

Muskel- und Nervenfunktion sowie der Knochengesundheit, notwendig ist.

- **Magnetresonanztomographie:** Ein bildgebendes Verfahren, das mithilfe von Magnetfeldern und Radiowellen detaillierte Bilder der inneren Körperstrukturen erzeugt.
- **Metabolisches Syndrom:** Eine Gruppe von Risikofaktoren, einschließlich Bluthochdruck, hoher Blutzucker und Bauchfett, die zusammen das Risiko für Herzkrankheiten und Diabetes erhöhen.
- **Multivitaminpräparate:** Nahrungsergänzungsmittel, die eine Kombination aus verschiedenen Vitaminen und Mineralstoffen enthalten und dazu beitragen, den täglichen Nährstoffbedarf zu decken.
- **Muskelschwäche:** Ein Zustand, bei dem die Muskelkraft reduziert ist, oft verursacht durch Nährstoffmangel, Krankheiten oder neurologische Störungen.
- **Nährstoffaufnahme:** Der Prozess, bei dem der Körper Nährstoffe aus der Nahrung aufnimmt und nutzt, um Energie zu produzieren und Körperfunktionen zu unterstützen.
- **Nährstoffmangel:** Ein Zustand, bei dem der Körper nicht genügend essentielle Nährstoffe erhält, was zu gesundheitlichen Problemen und Funktionsstörungen führen kann.
- **Nährstoffreiche Ernährung:** Eine Ernährungsweise, die eine Vielzahl von Lebensmitteln umfasst, die reich an Vitaminen, Mineralstoffen und anderen wichtigen Nährstoffen sind.
- **Neuralrohrdefekte:** Geburtsfehler, die das Gehirn, die Wirbelsäule oder das Rückenmark betreffen, oft verursacht durch einen Mangel an Folsäure während der Schwangerschaft.

- **Niereninsuffizienz:** Eine Erkrankung, bei der die Nieren ihre Fähigkeit verlieren, Abfallprodukte und überschüssiges Wasser aus dem Blut zu filtern, was zu ernsthaften Gesundheitsproblemen führt.
- **Niacin:** Ein B-Vitamin, auch bekannt als Vitamin B3, das für den Energiestoffwechsel und die DNA-Reparatur notwendig ist.
- **Osteomalazie**: Eine Erkrankung, bei der die Knochen aufgrund von Vitamin-D-Mangel weich und schwach werden.
- **Osteoporose**: Eine Knochenerkrankung, die durch eine geringe Knochendichte und erhöhte Bruchanfälligkeit gekennzeichnet ist.
- **Parästhesien**: Empfindungsstörungen, die oft als Kribbeln, Brennen oder Taubheit beschrieben werden, häufig in den Extremitäten.
- **Pellagra**: Eine Krankheit, die durch Niacin-Mangel verursacht wird und Hautausschläge, Durchfall und Demenz umfasst.
- **Periphere Neuropathie**: Eine Schädigung der peripheren Nerven, die Schwäche, Taubheit und Schmerzen, meist in Händen und Füßen, verursacht.
- **Phyllochinon**: Eine Form von Vitamin K1, die in pflanzlichen Lebensmitteln vorkommt und für die Blutgerinnung wichtig ist.
- **Prädiabetes**: Ein Zustand, bei dem der Blutzuckerspiegel höher als normal ist, aber noch nicht in diabetischem Bereich liegt.
- **Probiotika**: Lebende Mikroorganismen, die, wenn sie in ausreichender Menge verabreicht werden, einen gesundheitlichen Nutzen bieten, insbesondere für das Verdauungssystem.
- **Proteinurie**: Das Vorhandensein von überschüssigem Protein im Urin, oft ein Zeichen für Nierenerkrankungen.

- **Psychische Störungen**: Erkrankungen, die das Denken, Fühlen und Verhalten beeinflussen, wie Depressionen, Angststörungen und Schizophrenie.
- **Quotient**: Eine Zahl, die durch Division einer Zahl durch eine andere entsteht.
- **Radiologische Diagnostik**: Bildgebende Verfahren wie Röntgen, CT und MRT, die zur Diagnose von Krankheiten und Zuständen verwendet werden.
- **Rachitis**: Eine Erkrankung bei Kindern, die durch einen Mangel an Vitamin D, Kalzium oder Phosphat verursacht wird und zu weichen, schwachen Knochen führt.
- **Restriktive Diäten**: Diäten, die die Kalorienzufuhr stark einschränken, um Gewichtsverlust zu fördern.
- **Retinol**: Eine Form von Vitamin A, die für das Sehen, das Immunsystem und die Hautgesundheit wichtig ist.
- **Risikofaktoren**: Faktoren, die die Wahrscheinlichkeit erhöhen, an einer Krankheit zu erkranken.
- **Schilddrüsenhormone**: Hormone, die von der Schilddrüse produziert werden und den Stoffwechsel regulieren.
- **Schwangerschaftsvorsorge**: Medizinische Betreuung und Beratung, die werdende Mütter während der Schwangerschaft erhalten, um die Gesundheit von Mutter und Kind zu gewährleisten.
- **Sekundäre Krankheiten**: Erkrankungen, die als Folge oder Komplikation einer anderen primären Krankheit auftreten.
- **Selbsthilfegruppen**: Gemeinschaften von Menschen, die sich gegenseitig bei der Bewältigung gemeinsamer Probleme oder Erkrankungen unterstützen.
- **Skorbut**: Eine Krankheit, die durch einen Mangel an Vitamin C verursacht wird und Symptome wie Müdigkeit, Zahnfleischbluten und Gelenkschmerzen umfasst.

- **Sonnenlicht**: Die natürliche Lichtquelle, die zur Synthese von Vitamin D in der Haut beiträgt und viele biologische Prozesse unterstützt.
- **Symptome**: Anzeichen oder Beschwerden, die auf eine Krankheit oder einen Gesundheitszustand hinweisen und von Betroffenen wahrgenommen werden.
- **Tachykardie**: Ein schneller Herzschlag, meist über 100 Schläge pro Minute, der durch verschiedene medizinische Zustände verursacht werden kann.
- **Thiamin**: Auch bekannt als Vitamin B1, essenziell für den Energiestoffwechsel und die Nervenfunktion, häufig in Vollkornprodukten und Fleisch enthalten.
- **Thrombose**: Die Bildung eines Blutgerinnsels in einem Blutgefäß, das den Blutfluss blockiert und ernsthafte gesundheitliche Probleme verursachen kann.
- **Triglyceride**: Eine Art von Fett (Lipid) im Blut, das als Energiequelle genutzt wird.
- **Übergewicht**: Ein Zustand, bei dem das Körpergewicht über dem als gesund angesehenen Bereich liegt, was das Risiko für verschiedene gesundheitliche Probleme erhöht.
- **Ultraschall**: Ein bildgebendes Verfahren, das hochfrequente Schallwellen nutzt, um Bilder von inneren Organen und Geweben zu erzeugen.
- **Umweltfaktoren**: Äußere Einflüsse wie Lebensstil, Ernährung, und soziale Bedingungen, die zur Entwicklung von Übergewicht beitragen können.
- **Unterernährung**: Ein Zustand, der durch eine unzureichende Nahrungsaufnahme oder schlechte Nährstoffqualität verursacht wird und zu verschiedenen gesundheitlichen Problemen führt.
- **Veganismus**: Eine Ernährungs- und Lebensweise, die den Verzicht auf alle tierischen Produkte umfasst und pflanzliche Alternativen bevorzugt.

- **Vegetarismus**: Eine Ernährungsweise, die auf den Verzehr von Fleisch verzichtet, aber Milchprodukte und Eier einschließen kann.
- **Venöse Insuffizienz**: Eine Erkrankung, bei der die Venen nicht in der Lage sind, das Blut effektiv zum Herzen zurückzuführen, oft durch schwache Venenklappen verursacht.
- **Vitamin A**: Ein fettlösliches Vitamin, das für gutes Sehvermögen, Immunsystemfunktion und Hautgesundheit wichtig ist, reichlich in Karotten und Leber enthalten.
- **Vitamin B1**: Auch bekannt als Thiamin, unterstützt den Energiestoffwechsel und die Funktion des Nervensystems.
- **Vitamin B12**: Cobalamin, essentiell für die Bildung roter Blutkörperchen, DNA-Synthese und Nervenfunktion.
- **Vitamin B2**: Riboflavin, notwendig für den Energiestoffwechsel, Hautgesundheit und antioxidative Prozesse.
- **Vitamin B3**: Niacin, wichtig für den Energiestoffwechsel, die DNA-Reparatur und die Hautgesundheit.
- **Vitamin B5**: Pantothensäure, unerlässlich für die Synthese von Coenzym A und den Energiestoffwechsel.
- **Vitamin B6**: Pyridoxin, spielt eine Rolle im Proteinstoffwechsel, Hormonproduktion und der Gehirnfunktion.
- **Vitamin B7**: Biotin, unterstützt den Stoffwechsel von Fetten, Proteinen und Kohlenhydraten sowie die Gesundheit von Haut und Haaren.
- **Vitamin B9**: Folsäure, wichtig für die Zellteilung und DNA-Synthese, besonders während der Schwangerschaft.
- **Vitamin B-Komplex**: Eine Gruppe von acht essentiellen Vitaminen (B1, B2, B3, B5, B6, B7, B9, B12), die für den

Energiestoffwechsel und die Nervenfunktion wichtig sind.

- **Vitamin C**: Ascorbinsäure, ein starkes Antioxidans, das die Immunfunktion unterstützt und die Kollagenbildung fördert.
- **Vitamin D**: Calciferol, reguliert den Kalzium- und Phosphatstoffwechsel und unterstützt die Knochengesundheit.
- **Vitamin E**: Tocopherol, ein Antioxidans, das die Zellen vor oxidativem Stress schützt und die Immunfunktion unterstützt.
- **Vitamin K**: Phyllochinon, essentiell für die Blutgerinnung und Knochengesundheit.
- **Vitamin K2**: Menachinon, eine Form von Vitamin K, die für die Knochengesundheit und die kardiovaskuläre Gesundheit wichtig ist.
- **Vitaminpräparate**: Ergänzungsprodukte, die zur Deckung des Vitaminbedarfs verwendet werden, insbesondere bei unzureichender Nährstoffzufuhr.
- **Vollkornprodukte**: Nahrungsmittel, die alle Teile des Korns enthalten und reich an Ballaststoffen sowie Nährstoffen sind.
- **Wachstumsstörungen**: Abnormale Entwicklungen in Größe oder Gewicht bei Kindern, oft verursacht durch Mangelernährung oder hormonelle Ungleichgewichte.
- **Wasserlösliche Vitamine**: Vitamine, die sich in Wasser lösen, nicht im Körper gespeichert werden und regelmäßig über die Nahrung zugeführt werden müssen.
- **Wechselwirkungen**: Interaktionen zwischen verschiedenen Medikamenten, Nahrungsergänzungsmitteln oder Nährstoffen, die deren Wirkung beeinflussen können.

- **Zellschutz**: Mechanismen und Substanzen, die die Zellen vor Schäden durch freie Radikale und oxidativen Stress schützen.
- **Zink**: Ein essentielles Spurenelement, das für die Immunfunktion, Wundheilung und DNA-Synthese notwendig ist.
- **Zuckerkrankheit (Diabetes)**: Eine chronische Erkrankung, die den Blutzuckerspiegel beeinflusst und das Risiko für Herz-Kreislauf-Erkrankungen erhöht.
- **Zentrales Nervensystem**: Der Teil des Nervensystems, der das Gehirn und das Rückenmark umfasst und die meisten Funktionen des Körpers steuert.

VITAMINMANGEL
Der zehrende Schwächer!

Ihre nächsten Schritte
mit der "EASY MED"-Serie

Liebe Leserinnen und Leser,

Herzlichen Glückwunsch, dass Sie dieses Buch gelesen haben! Mit diesem wichtigen Schritt haben Sie sich wertvolles Wissen angeeignet und Ihre Gesundheit aktiv in die Hand genommen. Doch die Reise geht weiter – unsere **"EASY MED"-Serie** bietet noch viele spannende und aufschlussreiche Bände, die darauf warten, von Ihnen entdeckt zu werden.

Freuen Sie sich auf kommende Ratgeber, die Ihnen fundierte Informationen und praktische Tipps zu weiteren wichtigen Gesundheitsthemen bieten werden. Jeder Band ist darauf ausgelegt, Ihr Wohlbefinden zu steigern und Ihre Lebensqualität zu verbessern.

Die weiteren Bücher dieser Reihe werden in den nächsten Wochen und Monaten nach und nach veröffentlicht. Bleiben Sie dran und lassen Sie sich von den neuen Erkenntnissen inspirieren und motivieren. Die **"EASY MED"-Serie** ist Ihr verlässlicher Begleiter auf dem Weg zu einem gesünderen und glücklicheren Leben.

Teilen Sie dieses Wissen mit Ihren Lieben und laden Sie sie ein, gemeinsam mit Ihnen die nächsten Bände zu entdecken. Ihr Wohlbefinden liegt uns am Herzen – lassen Sie uns gemeinsam stark sein!

Dies sind nur ein paar Beispiele aus der Vielzahl weiterer Bücher dieser Reihe:

Das erste Buch aus dieser Serie:

Das zweite Buch aus dieser Serie:

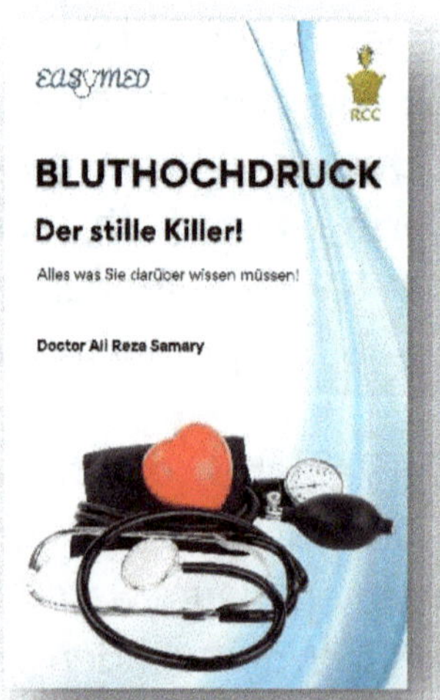

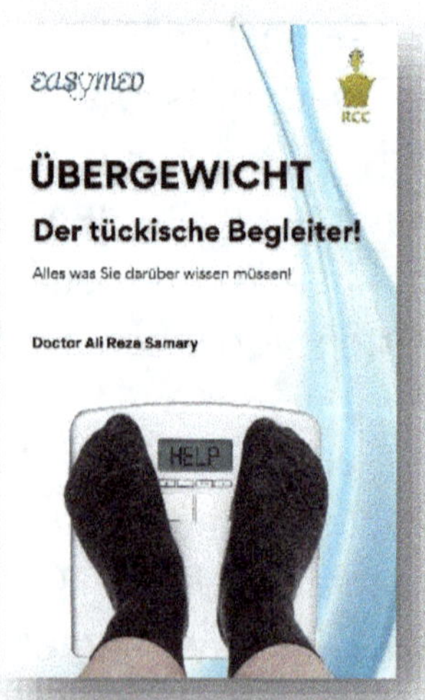

Das dritte Buch
aus dieser Serie:

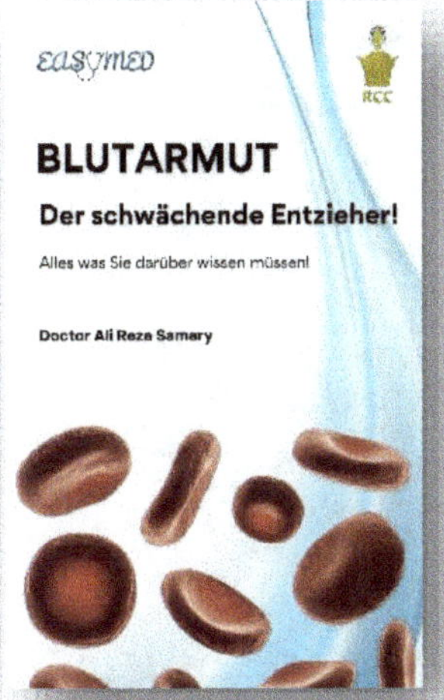

Das vierte Buch
aus dieser Serie:

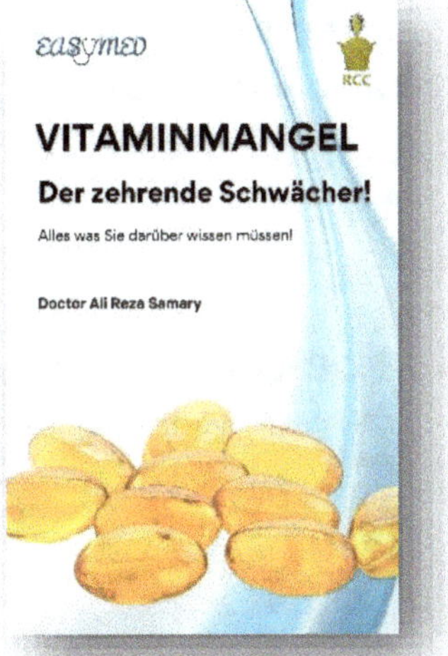

Das fünfte Buch
aus dieser Serie:

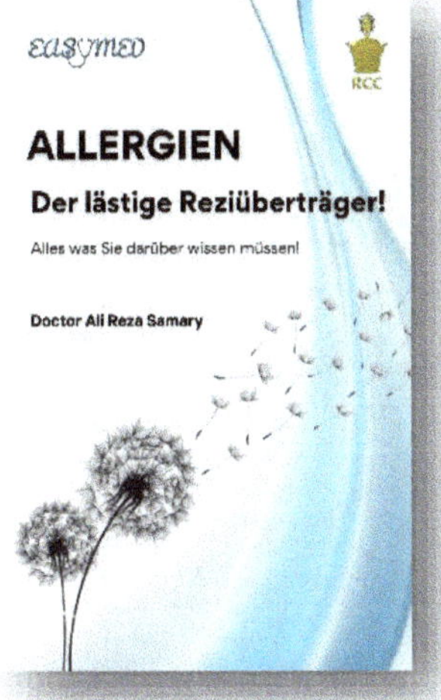

Das sechste Buch
aus dieser Serie:

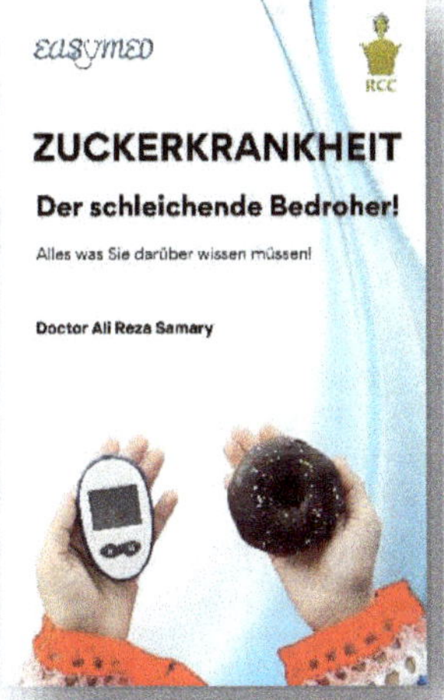

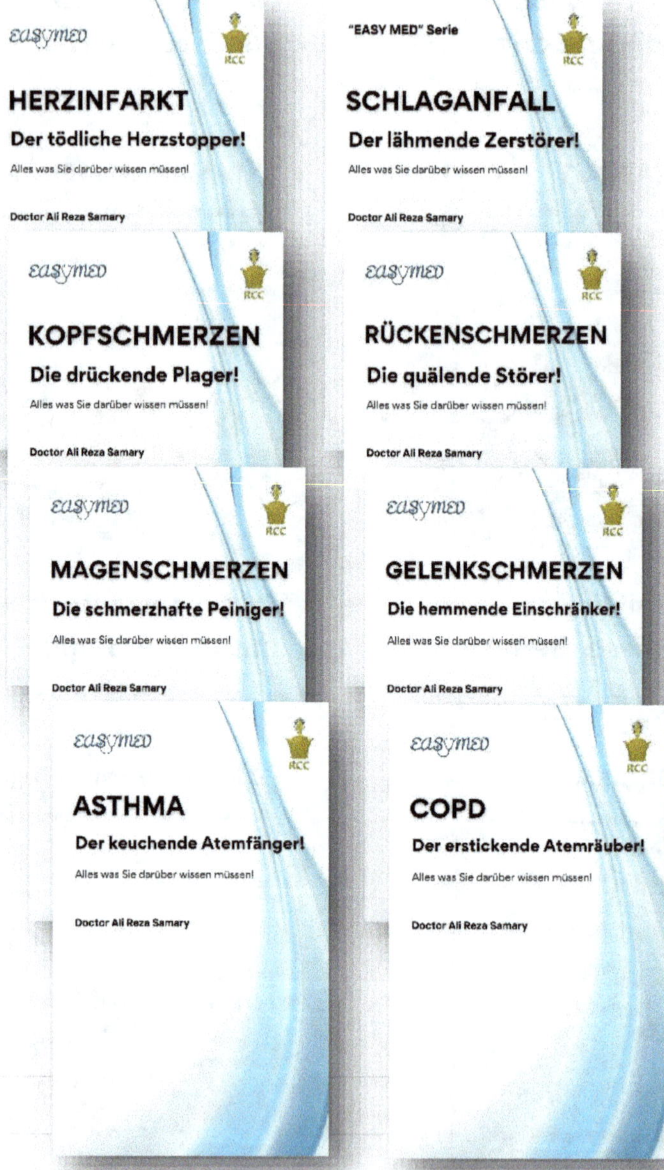
EASYMED
RCC
HERZINFARKT
Der tödliche Herzstopper!
Alles was Sie darüber wissen müssen!
Doctor Ali Reza Samary

"EASY MED" Serie
RCC
SCHLAGANFALL
Der lähmende Zerstörer!
Alles was Sie darüber wissen müssen!
Doctor Ali Reza Samary

EASYMED
RCC
KOPFSCHMERZEN
Die drückende Plager!
Alles was Sie darüber wissen müssen!
Doctor Ali Reza Samary

EASYMED
RCC
RÜCKENSCHMERZEN
Die quälende Störer!
Alles was Sie darüber wissen müssen!
Doctor Ali Reza Samary

EASYMED
RCC
MAGENSCHMERZEN
Die schmerzhafte Peiniger!
Alles was Sie darüber wissen müssen!
Doctor Ali Reza Samary

EASYMED
RCC
GELENKSCHMERZEN
Die hemmende Einschränker!
Alles was Sie darüber wissen müssen!
Doctor Ali Reza Samary

EASYMED
RCC
ASTHMA
Der keuchende Atemfänger!
Alles was Sie darüber wissen müssen!
Doctor Ali Reza Samary

EASYMED
RCC
COPD
Der erstickende Atemräuber!
Alles was Sie darüber wissen müssen!
Doctor Ali Reza Samary

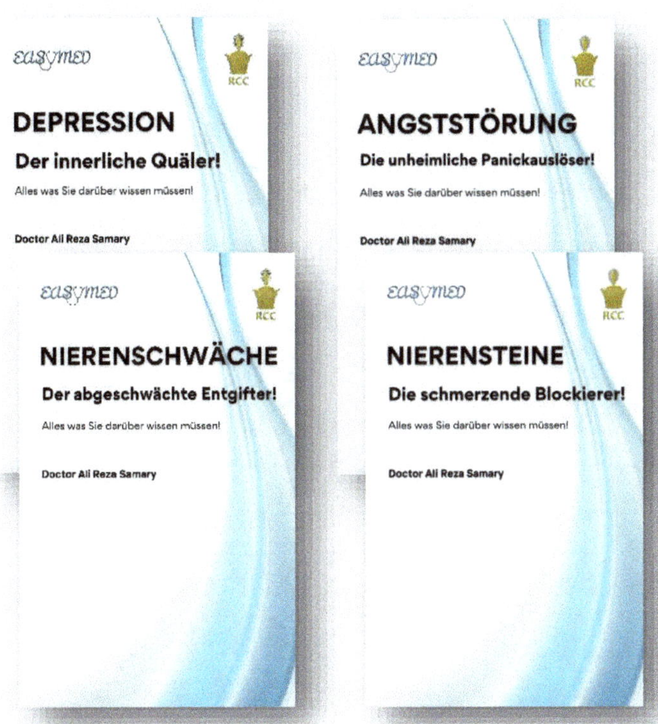

(Dies sind nur ein paar Beispiele aus der Vielzahl weiterer Bücher dieser Reihe.)

Empfehlen Sie diese Serie Ihren Bekannten und Freunden. Diese Bücher sind das beste Geschenk für die Menschen, die Ihnen am Herzen liegen und deren Gesundheit Ihnen wichtig ist.

Doctor Ali Reza Samary
Royal Content Center GmbH

Ihre Notizen:

Ihre Notizen:

Ihre Notizen: